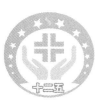

全国高职高专医药院校工学结合"十二五"规划教材

供临床医学、口腔医学、药学、护理等专业使用

丛书顾问　文历阳　沈彬

医学机能实验技术（第2版）

Yixue Jineng Shiyan Jishu

主　编　郑　恒　王岩梅

副主编　李伟红　梁翠茵　赵　莲

编　委　（以姓氏笔画为序）

王岩梅　首都医科大学燕京医学院
王新芳　首都医科大学燕京医学院
李伟红　辽宁医学院
李海涛　首都医科大学燕京医学院
郑　恒　肇庆医学高等专科学校
赵　莲　青海卫生职业技术学院
黄荣奇　肇庆医学高等专科学校
梁翠茵　首都医科大学燕京医学院
赖文思　肇庆医学高等专科学校

U03333753

华中科技大学出版社
http://www.hustp.com
中国·武汉

内 容 简 介

本书是全国高职高专医药院校工学结合"十二五"规划教材。

本书根据高职高专医药院校的专业特点及各院校实际教学条件编写而成。本书包含：模块一，医学机能实验技术概述；模块二，机能状态变化的观察与分析；模块三，药物对机体机能状态的影响与评价；模块四，人体机能状况的调查与分析；模块五，探索性机能实验，以及三个附录。

本书适合临床医学、口腔医学、药学、护理等专业使用。

图书在版编目(CIP)数据

医学机能实验技术(第 2 版)/郑恒,王岩梅主编.—武汉:华中科技大学出版社,2013.8(2025.1 重印)
ISBN 978-7-5609-6290-0

Ⅰ.①医…　Ⅱ.①郑…　②王…　Ⅲ.①实验医学-高等学校:技术学校-教材　Ⅳ.①R-33

中国版本图书馆 CIP 数据核字(2010)第 100931 号

医学机能实验技术(第 2 版)　　　　　　　　　　　　　　郑　恒　王岩梅　主编

策划编辑:车　巍
责任编辑:周　琳
封面设计:陈　静
责任校对:刘　竣
责任监印:周治超
出版发行:华中科技大学出版社(中国•武汉)　　　电话:(027)81321913
　　　　　武汉市东湖新技术开发区华工科技园　　　邮编:430223
录　　排:华中科技大学惠友文印中心
印　　刷:武汉市籍缘印刷厂
开　　本:787mm×1092mm　1/16
印　　张:12.25
字　　数:288 千字
版　　次:2025 年 1 月第 2 版第 18 次印刷
定　　价:32.00 元

全国高职高专医药院校工学结合
"十二五"规划教材编委会

主任委员　文历阳　沈　彬

委　　员（按姓氏笔画排序）

王玉孝	厦门医学高等专科学校	尤德姝	清远职业技术学院护理学院
艾力·孜瓦	新疆维吾尔医学专科学校	田　仁	邢台医学高等专科学校
付　莉	郑州铁路职业技术学院	乔建卫	青海卫生职业技术学院
任海燕	内蒙古医学院护理学院	刘　扬	首都医科大学燕京医学院
刘　伟	长春医学高等专科学校	李　月	深圳职业技术学院
杨建平	重庆三峡医药高等专科学校	杨美玲	宁夏医科大学高等卫生职业技术学院
肖小芹	邵阳医学高等专科学校	汪娩南	九江学院护理学院
沈曙红	三峡大学护理学院	张　忠	沈阳医学院基础医学院
张　敏	九江学院基础医学院	张少华	肇庆医学高等专科学校
张锦辉	辽东学院医学院	罗　琼	厦门医学高等专科学校
周　英	广州医学院护理学院	封苏琴	常州卫生高等职业技术学校
胡友权	益阳医学高等专科学校	姚军汉	张掖医学高等专科学校
倪洪波	荆州职业技术学院	焦雨梅	辽宁医学院高职学院

秘　　书　厉　岩　王　瑾

总序

Zongxu

　　世界职业教育发展的经验和我国职业教育发展的历程都表明,职业教育是提高国家核心竞争力的要素之一。近年来,我国高等职业教育发展迅猛,成为我国高等教育的重要组成部分。与此同时,作为高等职业教育重要组成部分的高等卫生职业教育的发展也取得了巨大成就,为国家输送了大批高素质技能型、应用型医疗卫生人才。截至 2008 年,我国高等职业院校已达 1 184 所,年招生规模超过 310 万人,在校生达 900 多万人,其中,设有医学及相关专业的院校近 300 所,年招生量突破 30 万人,在校生突破 150 万人。

　　教育部《关于全面提高高等职业教育教学质量的若干意见》明确指出,高等职业教育必须"以服务为宗旨,以就业为导向,走产学结合的发展道路","把工学结合作为高等职业教育人才培养模式改革的重要切入点,带动专业调整与建设,引导课程设置、教学内容和教学方法改革"。这是新时期我国职业教育发展具有战略意义的指导意见。高等卫生职业教育既具有职业教育的普遍特性,又具有医学教育的特殊性,许多卫生职业院校在大力推进示范性职业院校建设、精品课程建设,发展和完善"校企合作"的办学模式、"工学结合"的人才培养模式,以及"基于工作过程"的课程模式等方面有所创新和突破。高等卫生职业教育发展的形势使得目前使用的教材与新形势下的教学要求不相适应的矛盾日益突出,加强高职高专医学教材建设成为各院校的迫切要求,新一轮教材建设迫在眉睫。

　　为了顺应高等卫生职业教育教学改革的新形势和新要求,在认真、细致调研的基础上,在教育部高职高专医学类及相关医学类专业教学指导委员会专家和部分高职高专示范院校领导的指导下,我们组织了全国 50 所高职高专医药院校的近 500 位老师编写了这套以工作过程为导向的全国高职高专医药院校工学结合"十二五"规划教材。本套教材由 4 个国家级精品课程教学团队及 20 个省级精品课程教学团队引领,有副教授(副主任医师)及以上职称的老师占 65%,教龄在 20 年以上的老师占 60%。教材编写过程中,全体主编和参编人员进行了认真的研讨和细致的分工,在教材编写体例和内容上均有所创新,各主编单位高度重视并有力配合教材编写工作,编辑和主审专家严谨和忘我地工作,确保了本套教材的编写质量。

　　本套教材充分体现新教学计划的特色,强调以就业为导向、以能力为本位、贴近学生的原则,体现教材的"三基"（基本知识、基本理论、基本实践技能）及"五性"（思想性、科学性、先进性、启发性和适用性）要求,着重突出以下编写特点:

　　（1）紧扣新教学计划和教学大纲,科学、规范,具有鲜明的高职高专特色;

　　（2）突出体现"工学结合"的人才培养模式和"基于工作过程"的课程模式;

　　（3）适合高职高专医药院校教学实际,突出针对性、适用性和实用性;

　　（4）以"必需、够用"为原则,简化基础理论,侧重临床实践与应用;

　　（5）紧扣精品课程建设目标,体现教学改革方向;

　　（6）紧密围绕后续课程、执业资格标准和工作岗位需求;

　　（7）整体优化教材内容体系,使基础课程体系和实训课程体系都成系统;

　　（8）探索案例式教学方法,倡导主动学习。

　　这套规划教材得到了各院校的大力支持与高度关注,它将为高等卫生职业教育的课程体系改革作出应有的贡献。我们衷心希望这套教材能在相关课程的教学中发挥积极作用,并得到读者的青睐。我们也相信这套教材在使用过程中,通过教学实践的检验和实际问题的解决,能不断得到改进、完善和提高。

全国高职高专医药院校工学结合"十二五"规划教材

编写委员会

前言

Qianyan

　　医学机能实验技术是一门实验性很强的专业基础课程,是独立开设的一门纯实验课程。医学机能实验技术通过对机体的生理机能及致病因子、药物引起的机能变化进行实验观察,探讨各种生理机能活动及其异常变化的规律和机制,理解药物对机体机能活动的影响作用及其作用机制。在医学生整个专业学习生涯中,本课程可对学生的职业能力的培养和职业素养的养成起到早期铺垫和促进作用。

　　通过本课程的学习和系统训练,能使学生掌握医学机能实验的基本知识和基本操作技术,学会医学机能实验常用仪器和设备的使用,增长学生医学基础知识和提高基本技能的综合应用能力,培养创新能力和严谨求实的科学态度,建立医学科学研究的基本概念,提高获取信息、语言表达、团结协作等综合职业素质,培养学生的可持续发展能力。

　　《医学机能实验技术》这本教材顺应医学教育改革的需求,以专业人才培养目标为依据,突破传统的学科教育对医学生技术应用能力培养的局限,在内容的选择、组织和撰写上,不拘泥于各机能学科之间的界限划分,体现了机能实验内容的有机融合,突出机能实验课程的知识性、科学性、系统性和实用性。本教材是以医药实际工作过程为行动导向,通过模块教学、任务引领等进行技能训练,着重培养学生的动手能力、综合分析能力和科学实验能力。全书由五大模块四十一个任务构成,各模块之间既循序渐进,又相对独立。在编写过程中,本教材充分考虑了医学高职高专学校生源的文化基础特点和认知特点,适合高职高专学生学习理解,同时方便教师课堂教学。本教材内容较多,难易兼有,各使用单位可根据不同层次、不同专业的学生学习需要加以选择。本书在第1版的基础上进行了部分修改,增删了部分内容,模块编排也进行了适当的调整,增补了参编人员。我们希望本教材的出版和使用,能对机能实验教学改革作出一定的贡献。

　　在《医学机能实验技术》一书的编写过程中,得到了各参编院校领导的关怀和华中科技大学出版社的热情帮助,在此一并致谢。由于我们的经验和水平有限,加之时间紧迫,书中难免存在缺点和错误,诚恳希望使用本书的广大师生提出宝贵的意见和建议,以便再版时修改。

郑　恒

目录

Mulu

模块一
医学机能实验技术概述

【模块描述】

医学是实验性科学,对机体机能的了解、疾病发生机制的探讨和药物作用规律的掌握等各种医学知识无不来源于医学实验。机能实验多以实验动物为对象,其实验方法多种多样,常用仪器与设备的正确使用是顺利完成实验的重要保证。通过对下列任务的学习可以了解和认识各种实验动物,学会制备实验标本和动物疾病模型,熟悉机能实验的常用方法和基本操作技术,学会使用常用实验仪器和设备。

【关键词】

基础知识,基本要求,基本技术,实验对象,实验方法,实验设备。

任务 1　机能实验基本要求的了解

【任务要求】

(1) 了解机能实验相关课程。

(2) 清楚机能实验的基本流程。

(3) 掌握机能实验报告的书写要求。

【知识目标】

(1) 明确机能实验的目的和作用。

(2) 了解机能实验与相关理论知识的关系。

(3) 掌握机能实验报告的书写格式和规范。

【技能目标】

(1) 初步了解机能实验室的配置与要求。

(2) 熟悉机能实验的要求与流程。

【态度目标】

(1) 培养严肃认真的工作作风。

(2) 培养严谨科学的工作态度。

（3）逐步形成求真务实的科学思维方法。

【实施步骤】

（一）实验准备

（1）实验环境：机能实验室。

（2）仪器设备：蛙类手术器械，哺乳类手术器械，生物信号采集系统，机能虚拟教学系统。

（3）实验人员：阅读实验教程，预习实验手册，穿工作服。

（4）实验材料：若干用品。

（二）实施与检查

（1）学生分组互相认识，了解任务内容，明确任务要求。

（2）教师介绍课程性质、内容及要求。

（3）熟悉实验环境、实验设备及实验用品；相互学习和交流，规范基本操作。

（4）了解机能虚拟实验教学系统的使用，注意掌握机能实验规律和实验流程。

（三）分析与评价

（1）结果分析（略）。

（2）环境评价：小组轮值，对实验环境进行清洁和整理，组员共同完成实验仪器和设备的清洗、清点，关闭电源。

（3）互相评价：分享和总结实验经验。

【注意事项】

（1）不要随便开启未知的实验设备和仪器，以免损坏。

（2）实验环境注意保持安静、整洁、整齐。

【思考与探索】

通过机能实验可以了解什么？

知识链接

机能实验基本要求

一、实验前的准备工作

（1）应提前仔细阅读实验教程，了解实验的目的、要求，熟悉实验步骤和操作程序，领会其设计原理。

（2）结合实验内容，复习相关的理论知识，做到充分理解，以提高实验课的学习效果。

（3）设计好实验原始记录的表格，准备好对本实验结果分析讨论的发言提要。

（4）查阅有关文献资料，对各种处理的可能结果进行科学的预测，对结果进行初步分析，估计实验中可能发生的问题、误差，并能想出解决问题的方法。

二、实验过程中的注意事项

（1）认真听实验指导教师的讲解，注意观察示教操作，要特别注意教师指出的实验过程中的注意事项。

(2)应将实验器械、药品等实验用品妥当摆放,力求有条不紊。

(3)保持实验室安静,不要高声谈笑,不得随意进出实验室或进行与实验无关的活动。

(4)按照实验步骤或教师要求,以严肃认真的态度循序操作,不能随意更改操作程序。

(5)要注意保护实验动物和标本,节省实验器材和试剂。

(6)实验过程中若出现问题,主要应依靠自己的力量查找原因并加以解决,不宜过分依赖教师,以培养自己独立分析和解决问题的能力。

(7)仔细耐心地观察实验过程中出现的现象,随时记录并联系讲授内容进行思考,如发生了什么现象、为什么会出现这种现象、这种现象有什么意义等。

(8)注意安全,严防触电、火灾、被动物咬伤及中毒等事故的发生。

三、实验结束后的工作

(1)将实验用具、器械擦洗干净,若有损坏或短少,应立即报告负责教师,并按规定予以登记或赔偿,临时借用的器械或物品,实验完毕后清点、交还负责教师。

(2)动物尸体、标本、纸片和废品应放到指定地点,不要随地乱丢,某些试剂或药品可能有毒,会污染环境和损害健康,应听从安排,适当存放或进行必要的处理。

(3)值日生应搞好实验室的清洁卫生,离开实验室前应关闭门窗、关好水电。

(4)根据每次实验不同的目的和要求,整理实验记录,认真撰写实验报告,并按时交给实验指导教师评阅。

实验报告的书写

一、实验报告书写的意义

实验报告是对实验的全面总结。通过书写实验报告,可学习和掌握医学论文书写的基本格式、图表绘制、数据处理、文献资料查阅的基本方法,可以应用学过的有关理论知识或查阅有关文献资料,对实验结果进行分析和总结,作出实验结论,从而提高学生应用知识、独立思考、分析和解决问题以及书写的能力,为今后撰写医学论文打下良好的基础。

二、实验报告格式内容及要求

书写实验报告应注意文字简练,书写清楚、整洁,术语正确,规范使用英文缩写,正确使用标点符号。实验报告的内容通常包括实验目的、对象、方法、结果、讨论和结论几部分。它们可回答为什么进行这项实验、实验的具体方法、有何结果、该结果在医学理论和技术上有何意义以及文内的引证出自何处等。

1. 实验题目 实验题目是实验报告中心思想和主要内容的高度概括,应言简意赅。学生实验报告可用实验教程讲义上的题目,也可根据实验内容自己拟定。题目前加实验序号。

2. 作者署名 作者是指实验的参加者和实验报告的撰写者。学生实验报告须写学校、专业、班级和学号。署名应署在题目的下方和报告正文前面,举例如下。

实验一　家兔动脉血压的综合实验

李民(××学校　2008级临床医学专业4班2组　526020)

3．实验目的　实验目的作为实验报告正文的开端，主要提出本实验需要解决的问题，可以包括一个或一个以上的问题。实验目的要求精练、简短。

4．实验方法　本部分扼要地写清各项实验条件即可，若与使用的教材相同可省略。如果实验仪器或实验方法有所变动，可进行简要说明，包括实验对象、实验仪器、实验药品和试剂、实验方法等。

5．实验结果　实验结果是实验中最重要的部分。应将实验中观察到的实验现象真实、正确、详细地记录下来。实验结果的表达形式有表、图和文字叙述三种。若有曲线记录，应进行整理，合理剪贴，并附以图注和必要的文字说明。

6．实验讨论　实验讨论是从实验和观察到的结果出发，从理论上对其进行分析、比较、阐述、推论和预测。分析推理要有根据，符合逻辑，还要指出实验结果的理论意义或实际意义。如果实验过程中遇到了问题、差错和教训，分析其与预想结果不一致的原因，以及有何尚待解决的问题及其解决的方法，提出在今后的实验中需要注意和改进的地方。

7．实验结论　实验结论是从实验结果和讨论中归纳出来的一般的、概括性的判断，也就是本次实验所能验证的概念或理论的简明总结。结论应与本次实验的目的相呼应。结论的文字书写应简明扼要，措辞要严谨、精练，不用表和图。不要简单重复正文各部分内容的小结或罗列具体结果，也不能轻易推断或引申。未能在实验中得到充分验证的理论分析不应写入结论。参考的课外资料应注明出处。

(郑恒)

任务2　机能实验对象的选取和制备

【任务要求】

(1) 制备坐骨神经-腓肠肌标本。

(2) 小白鼠给药和处死。

【知识目标】

(1) 了解各类实验动物的特性。

(2) 熟悉实验动物选择的原则，合理而正确地选择和使用实验动物。

【技能目标】

(1) 学习离体和在体坐骨神经-腓肠肌标本的制备。

(2) 初步学会蛙类和小白鼠的基本操作技术。

(3) 了解机能实验的常用方法。

【态度目标】

（1）培养认真、严谨的工作态度和尊重生命的价值观。

（2）正确树立救死扶伤的职业精神。

【实施步骤】

（一）实验准备

（1）实验环境：机能实验室。

（2）仪器设备：铁支架，张力换能器，微调固定器，肌动器，锌铜弓，蛙类手术器械，生物信号采集系统等。

（3）试剂用品：蛙板，蛙类动物手术仪器，蛙钉，丝线，滴管，培养皿，小烧杯，大烧杯；1 mL、5 mL、10 mL 注射器；生理盐水，任氏液；鼠笼等。

（4）实验人员：阅读实验教程，预习实验手册，穿工作服，备手套。

（5）实验对象：蟾蜍或青蛙，小白鼠。

（二）实施与检查

1. 坐骨神经-腓肠肌标本的制备　可采用离体或在体的方法。

1）离体坐骨神经-腓肠肌标本的制备

（1）破坏脑和脊髓：左手握蛙，用示指下压其头部前端，拇指按压背部，使头前俯。右手持探针在头后缘枕骨大孔处垂直刺入皮肤，再将探针折向前方插入颅腔并左右移动以捣毁脑组织；然后将探针退出至枕骨大孔处，将针尖向后，插入椎管捣毁脊髓。若其四肢肌肉僵直消失、肌肉松弛、反射消失、无自发运动，即表示脑、脊髓已完全破坏。

（2）剪除躯干上部及内脏：左手握住蟾蜍后肢，此时躯干上部及内脏全部下垂。右手持粗剪刀在骶髂关节水平以上 1 cm 处剪断脊柱，将其头、前肢和内脏一并弃去，仅保留一部分腰背部脊柱及后肢。在腹侧脊柱的两旁可见到坐骨神经，注意切勿损伤神经。

（3）剥皮及分离两腿：左手用大镊子捏住脊柱断端，右手捏住断端皮肤边缘，向下剥掉全部后肢皮肤，在正中线用粗剪刀将脊柱纵向分为两半，并从耻骨联合中央剪开，将两侧后肢放在盛有任氏液的小烧杯内备用。手及用过的器械用自来水冲洗（图 1-2-1）。

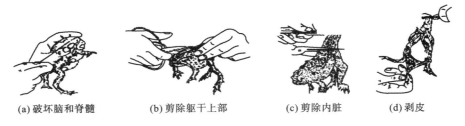

(a)破坏脑和脊髓　　(b)剪除躯干上部　　(c)剪除内脏　　(d)剥皮

图 1-2-1　蛙类手术操作

（4）游离坐骨神经：将一侧后肢置于蛙板上，用蛙钉固定好标本两端，坐骨神经和腓肠肌朝上。先用玻璃分针沿脊柱侧游离坐骨神经腹腔部，然后顺下肢骨部背侧股二头肌和半膜肌之间的坐骨神经沟，纵向分离暴露坐骨神经的大腿部分直至腘窝，并以粗剪刀剪下一小段与坐骨神经相连的脊柱（1～2 个脊柱节段），用镊子夹住该段脊柱，轻轻地提起神经，逐一剪去神经分支及神经周围的结缔组织。此时若将膝关节以上所有肌肉及股骨上端三分之一剪去,即为坐骨神经小腿标本(图 1-2-2)。但要注意不要用金属器械触碰神经,也不要对神经过度牵拉,且应在分离过程中,不断滴加林格液使神经保持湿润。

(5)分离腓肠肌:用玻璃分针或镊子将腓肠肌与跟腱分离,在近足趾端用线结扎。在结扎处下端用粗剪刀剪断跟腱,沿膝关节剪去小腿骨(注意保留完整的腓肠肌)。一个附着在股骨上的腓肠肌并带有支配腓肠肌的坐骨神经的标本就制作完成了。用浸泡在林格液中的锌铜弓,轻触坐骨神经以刺激之,若腓肠肌有收缩,表明标本良好。将标本放入盛有林格液的培养皿内备用。

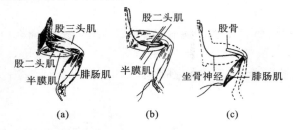

图 1-2-2 离体坐骨神经-腓肠肌标本

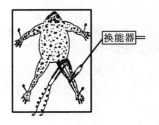

图 1-2-3 在体坐骨神经-腓肠肌标本

2)在体坐骨神经-腓肠肌标本制备

(1)取蟾蜍或青蛙一只,洗净,按操作程序破坏蟾蜍或青蛙的脑和脊髓。

(2)剥离一侧下肢自大腿根部起的全部皮肤,然后将标本取俯卧位固定于蛙板上。

(3)游离(腿部区域)坐骨神经,并在神经下穿线备用,然后分离腓肠肌的跟腱并穿线结扎,连同结扎线将跟腱剪下,一直将腓肠肌分离至膝关节。在膝关节旁钉蛙钉,以固定膝关节。至此,在体坐骨神经-腓肠肌标本制备完成(图 1-2-3)。

2. 小白鼠给药与处死

(1)抓拿称重:用右手提起小白鼠的尾部,将其放在鼠笼盖或其他粗糙面上,向后上方轻拉(图 1-2-4),此时小白鼠前肢紧紧抓住粗糙面,迅速用左手拇指和示指捏住小白鼠颈部皮肤,并用小指和手掌尺侧夹持其尾根部固定于手中;将小白鼠置于烧杯中,放在天平上称重。

(2)腹腔给药:用 1 mL 注射器吸入 0.2 mL 生理盐水(0.1 mL/10 mg);用左手正确抓拿小白鼠,右手持已经吸取药液的注射器,从小白鼠的左下腹进针,尽量避免伤及腹部脏器,回抽注射器,观察是否有回血,然后将药物直接推进腹腔(图 1-2-5)。

(3)处死:将小白鼠放在鼠笼上,右手抓住小白鼠的尾部,左手摁在小白鼠的颈部,右手用力突然向后拉,使小白鼠颈椎脱臼致死(图 1-2-6)。

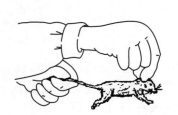

图 1-2-4 小白鼠抓拿

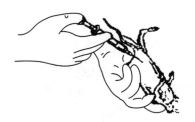

图 1-2-5 小白鼠腹腔给药

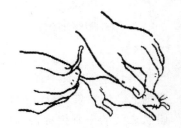

图 1-2-6 小白鼠颈椎脱臼法

（三）分析与评价

（1）结果分析：实验结束后，分别观察和比较标本制备的差异。

（2）互相评价：分享实验的经验与教训。

（3）清洗、清点：将使用过的仪器设备清点和清洗，保持环境清洁。

【注意事项】

（1）在制作离体坐骨神经-腓肠肌标本时，注意不要将坐骨神经剪断。

（2）游离坐骨神经时，应用玻璃分针，避免使用金属器械，操作过程中应避免强力牵拉和手捏神经或夹伤神经、肌肉。

（3）及时添加林格液，保持标本湿润，以防标本因干燥而丧失正常的生理活性。

（4）抓拿小白鼠时，应注意技巧，防止被小白鼠咬伤。

【思考与探索】

（1）缺氧动物模型如何建立？

（2）离体支气管平滑肌标本如何制备？

知识链接

机能实验常用的实验动物

一、实验动物的作用与意义

实验动物是指根据科学研究需要，在实验室条件下有目的、有计划地进行人工驯养、繁殖和科学培育而获得的动物。在人工培育下，对其携带的微生物进行控制，其遗传背景明确，来源清楚，可用于科学实验、药品、生物制品的生产和鉴定及其他科学研究。实验用动物是指一切能用于科学实验的动物，其中除实验动物外，还包括野生动物、经济动物和观赏动物。

实验动物可以作为研究机体正常生理、生化反应的对象。人为改变实验动物的环境条件，可以使实验动物机体发生生理、生化、组织结构甚至基因表达上的改变，这些改变与人体有一定的共性，因此，由实验动物获得的实验资料可以为医学、药学研究提供丰富而有价值的参考。

实验动物还是多种疾病的良好模型。由于人类各种疾病的发生、发展十分复杂，要揭示疾病发生、发展的规律，不可能完全在人类身上进行，以人为实验对象在道义上和方法上往往受到各种限制。采用实验动物模拟人类的疾病过程，观察药物及其他各种因素对生物体机能、形态及遗传学的影响，既方便、有效、可比性高，又便于管理和操作。在医学基础研究、药物研究及疾病发生与防治手段研究等领域，均具有十分重要的意义。

二、实验动物的选择

根据不同的实验目的，选择使用相应的种属、品系和个体实验动物，是关系到实验研究成败的重要因素之一。教学实验的动物数量较少，因而实验动物选择正确与否则显得更重要。选择实验动物的原则如下：①尽量选用与人类各方面机能相近似的实验动物;②选用标准化的实验动物;③选用解剖生理特点符合研究目的和要求的实验动物;④根据不同实验研究的特殊需要,选用不同敏感度的实验动物;⑤符合精简节约、容易得到的原则。

1. 种属的选择 在选用实验动物时,尽可能选择其结构、功能和代谢特点接近于人类的动物。不同种属的动物对于同一致病刺激物和病因的反应也不同。如:过敏反应的研究宜选用豚鼠,因为豚鼠易于致敏;家兔体温变化灵敏,故常用于发热、热原测定、解热药的实验;犬、大白鼠、家兔常用于高血压的研究;肿瘤研究则大量采用小白鼠和大白鼠;研究主动脉神经的作用时,常选用家兔,因为该神经在家兔颈部有很长一段自成一束(又称减压神经);妊娠实验常用雄蛙,以便于观察激素的排精作用。

2. 品系的选择 同一种动物的不同品系,对同一致病刺激物的反应也不同。如:津白Ⅱ号小白鼠容易致癌,而津白Ⅰ号小白鼠就不易致癌。再如,以嗜酸性粒细胞为变化指标,C57BL 小白鼠对肾上腺皮质激素的敏感性比 DBA 小白鼠的高 12 倍。

3. 个体的选择 同一品系的实验动物,对同一致病刺激物的反应存在着个体差异。造成个体差异的原因与年龄、性别、生理状态和健康情况有关。

(1)年龄。年幼动物一般较成年动物敏感。应根据实验目的选用适龄动物。动物年龄可按体重大小来估计,急性实验选用成年动物。大体上,成年小白鼠为 20~30 g,大白鼠为 180~250 g,豚鼠为 450~700 g,家兔为 2.2~2.5 kg,猫为 1.5~2.5 kg,犬为 9~15 kg。慢性实验最好选用年幼一些的动物。减少同一批实验动物的年龄差别,可以增加实验结果的正确性。

(2)性别。实验证明,不同性别对同一致病因素的反应也不同。例如,心脏再灌注实验与氨基半乳糖实验性肝细胞性黄疸实验用雄性大白鼠比雌性大白鼠容易成功。因此,在实验研究中,即使对性别无特殊要求时,在各组中仍宜选用雌雄各半。若已证明无性别影响时,亦可雌雄不拘。

(3)生理状态。动物的特殊生理状态,如处于妊娠期、哺乳期时,机体的反应性有很大变化。在个体选择时,应该予以考虑。

(4)健康情况。实验证明,动物处于衰弱、饥饿、寒冷、炎热、疾病等情况下,实验结果很不稳定。健康情况不佳的动物,不能用于实验。

健康的哺乳动物的外部特征如下。①一般状态:发育良好,眼睛有神,爱活动,反应灵活,食欲良好。②头部:眼结膜不充血,瞳孔清晰,眼、鼻部均无分泌物流出,呼吸均匀,无啰音,无鼻翼扇动,不打喷嚏。③皮毛:皮毛清洁柔软而有光泽,无脱毛、蓬乱现象,皮肤无真菌感染的表现。④腹部:不膨胀,肛门区清洁无稀便,无分泌物。⑤外生殖器:无损伤,无脓痂,无分泌物。⑥爪趾:无溃疡,无结痂。

三、实验动物的编号

实验时,为了分组和辨别的方便,常需事先为实验动物进行编号。犬等大动物可用特制的铝号码牌固定于耳上。小白鼠等小动物可用黄色苦味酸溶液涂于身体特定部位的毛上进行标号。一般编号的原则是先左后右,先上后下,如图 1-2-7 所示。若需编号 1~10,将小白鼠背部分前肢、腰部、后肢的左、中、右部共九个区域,用单一颜色从右到左为 1~9 号,第 10 号不标记。若用两种颜色的染料配合使用,其中一种颜色代表个位数,另一种代表十位数,可编到 99 号。

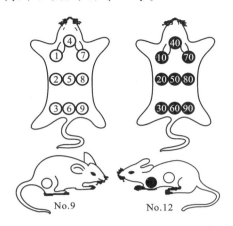

图 1-2-7 实验动物编号

四、实验动物的分类

为了保证实验的准确性、可重复性,必须对实验动物所携带的其他生物体加以控制,在特殊情况下,使其成为无菌动物。根据对实验动物所携带生物体控制范围的不同,我国将实验动物群体分为普通动物、清洁动物、无特殊病原体动物以及无菌动物和悉生动物。

1. 普通动物 普通动物(conventional animal,CV 动物)又称一级动物,是微生物控制要求中最低的一个级别的动物,要求不带有动物烈性传染病和人畜共患病原体。普通动物对实验的反应性较差,因价格低,是教学实验中常用的动物。

2. 清洁动物 清洁动物(clean animal,CL 动物)又称二级动物,除不带有普通动物应排除的病原体外,还不应携带对动物危害大和对科学实验干扰大的病原体。清洁动物健康无病,主要器官组织在病理组织学上不得有病变发生。清洁动物是我国自行设立的一种等级动物,这类动物适宜于用作短期研究和部分科学研究,其敏感性和重复性较好,目前我国已逐步广泛应用。

3. 无特殊病原体动物 无特殊病原体动物(specific pathogen free animal,SPF 动物)又称三级动物,除不带有普通动物、清洁动物应排除的病原体外,还应排除有潜在感染或条件性致病的病原体,以及对实验干扰大的病原。如 SPF 小白鼠应排除金黄色葡萄球菌、铜绿假单胞菌、小白鼠肺炎病毒、小白鼠腺病毒、小白鼠微小病毒、毛滴虫、鞭毛虫等。这类动物是目前国际公认的标准级别的实验动物,适合于所有科学实验。这种动物因其繁殖、饲养条件复杂,价格昂贵,故不适用于教学。

4. 无菌动物和悉生动物 无菌动物(germfree animal,GF 动物)和悉生动物(gnotobiotic animal,GN 动物)属四级动物。无菌动物是指采用当前的技术手段无法在动物体表、体内检出一切其他生物体的动物。这种动物是在无菌条件下剖腹取出,又饲养在无菌、恒温、恒湿的条件下,食品、饮料等全部无菌。悉生动物又称已知菌动物,悉生动物是将已知菌植入无菌动物体内,根据植入的菌类数量的不同可分为单菌动物、双菌动物和多菌动物。

五、实验动物的种类

1. 青蛙和蟾蜍　青蛙和蟾蜍属两栖纲无尾目蟾蜍科。蟾蜍品种很多,中华蟾蜍指名亚种是我国大陆地区分布最广的品种之一。

蟾蜍的一些基本生命活动和生理功能与温血动物近似,其离体组织和器官所需的生活条件比较简单(无需人工给氧和恒温环境),易于控制和掌握。蟾蜍常用于神经生理、肌肉生理、心脏生理、微循环、水肿、肾功能不全等实验,蟾蜍是教学实验常用的小动物。

2. 小白鼠　小白鼠属哺乳纲啮齿目鼠科。小白鼠是目前世界上用量最大、用途最广、品种最多的实验动物。实验小白鼠来自野生小白鼠,经过人们长期选择培育而成。

小白鼠具有广泛的用途,由于其繁殖力强,便于大量人工饲养,可用于需要大量动物的实验,如药物筛选、毒性实验、药物效价比较等,由于其妊娠期短,繁殖力强,也常用于避孕药和营养实验,小白鼠对多种疾病比较敏感,如流行性感冒、血吸虫、疟疾、狂犬病和一些细菌性疾病等,因此可用于实验治疗。化学致癌物在小白鼠中易引起肿瘤,可用于肿瘤的研究等。小白鼠还可广泛应用于如下领域:血清、菌苗、疫苗等生物制品的生物鉴定;遗传性疾病的研究,如黑色素病、白化病、遗传性贫血、系统性红斑狼疮等;免疫学的研究,如利用各种免疫缺陷小白鼠研究免疫机制等。总之,小白鼠被广泛地用于生物学、医学、兽医学、生理学、遗传学、发生学等方面,为科学研究和生产提供了方便。但不同品系的小白鼠对同一刺激的反应性差异较大。

3. 大白鼠　大白鼠属脊椎动物门哺乳纲啮齿目鼠科大白鼠属,实验大白鼠是由褐色家鼠驯化而成。19世纪中期开始用于实验。欧美一些国家已培育出无菌大白鼠。

在生物医学研究中,大白鼠用量仅次于小白鼠,占第2位。与小白鼠相似,大白鼠的实验动物模型较稳定,一些在小白鼠身上不便进行的实验(如眼的实验)可选用大白鼠。常用品种有Sprague Dawley大白鼠、Wistar大白鼠。

4. 豚鼠　豚鼠属啮齿目豚鼠科豚鼠属。在分类上更接近于豪猪、栗鼠。原产南美大陆西北部,16世纪由西班牙人带入欧洲,后向全世界传播。豚鼠有多种称呼,如荷兰猪、天竺鼠、海猪等。习惯上称应用于动物实验的为豚鼠。

随着现代医学和生物学的发展,豚鼠在实验和研究中的用途不断被人们所发现和利用。根据豚鼠的固有特性,很多实验必须使用豚鼠而不能用别的动物代替。

5. 家兔　家兔属哺乳纲兔形目兔科。作为实验动物主要使用真兔属中的家兔,也使用野兔属和白尾棕色兔属的兔。家兔是由野生穴兔在欧洲驯化而成,我国养兔已有几千年的历史,但现在用作实验动物的兔都是欧洲兔的后代。我国在1985年已培育出无菌兔和SPF(无特殊病原体)兔。

6. 犬　犬属哺乳纲食肉目犬科犬属。作为家畜,犬的历史最长,作为实验动物,从20世纪40年代开始。近年来,已培育出专用于实验的几个品种。

犬的应用主要在实验外科方面。临床医生在研究新的手术方法或麻醉方法时往往选用犬来做动物实验,取得经验和技巧后再用于临床,如心血管外科、脑外科、断肢再植、器官和组织移植等。

犬也是目前基础医学研究和教学中最常用的动物之一,尤其是生理学、病理生理学研究。犬的神经、血液循环系统发达,适用于做失血性休克实验、弥漫性高血压实验、脊髓传导实验、大脑皮层定位实验、条件反射实验、内分泌腺摘除实验,以及各种消化道和腺瘘、肠瘘、胃瘘、胆囊瘘、唾液腺瘘、胰液管瘘等的研究。

7. 猕猴　猕猴属哺乳纲灵长目猴科。在医学科学研究中应用得最多的是猕猴。

灵长目动物在亲缘关系上和人类最接近,20世纪上半叶开始才广泛应用于生物医学研究。如使用猕猴而使脊髓灰质炎疫苗得到了迅速开展,为其应用开辟了更广泛的途径。

机能实验常用的实验方法

由于科学技术的发展,特别是遥控、遥测及体表无创伤测定等技术的应用,故已有可能对人体或动物进行长期的实验观察,这使机能学取得了很大的进展。至于在研究工作中要采取何种动物进行实验,必须根据研究目的而选择合适的方法。各种方法都有优点,也有局限性,故对实验结果要有恰当和正确的分析。切忌生搬硬套地应用到人体上。

一、动物实验的常用方法

动物实验的方法很多,包括生理学、病理生理学、药理学、病理解剖学、组织学、微生物和免疫学实验方法等。

1. 复制动物模型法　采用人工的方法使动物在一定致病因素(如机械因素、化学因素、生物因素等)作用下,造成动物的组织、器官或全身的一定损伤,复制成与人类疾病相似的动物疾病模型,来研究疾病的发生、发展规律以及防治方法和药物作用机制。此方法是动物实验最基本的方法。

2. 在体及离体实验法　在体实验法是在麻醉情况下对分离暴露的器官或组织进行研究,或观察动物整体或局部给药后对其暴露的器官或组织的影响的一种实验方法。离体实验法则是利用动物的离体组织、器官或生物性致病因子(如微生物、寄生虫等),将其置于一定的存活条件下(如一定的温度、氧气、水、pH值及营养成分等)进行观察的一种实验方法。

3. 切开、分离和切除法　这是以活体动物为对象的整体实验常用的方法。一般在麻醉情况下进行活体解剖,分离暴露器官、组织等进行研究;也可切除某一腺体后观察其对机体整体的影响,用于研究内分泌器官的生理和病理变化。

4. 瘘管法和移植法　瘘管法是用无菌手术方法给动物造成不同的人造瘘管,如胆囊瘘管、食管瘘管、膀胱瘘管、唾液腺瘘管和胃肠道瘘管等,待动物恢复健康后再进行观察和研究。移植法是将动物的器官、组织或细胞相互移植,进行实验研究。

5. 生物电、活性物质观察法　对动物各种生物电(如心电、肌电、脑电等)用记录仪进行观察,或对动物组织中各种生物活性物质进行测定,如各种酶、激素等。

6. 正常动物整体观察法　观察动物的各种应激力、动物整体对外界的反应等。

7. 病理解剖学及组织学观察法　采用肉眼或光镜、电镜检查来观察、分析动物各种疾病状态下的病理组织学改变,可从组织学的角度来探讨疾病的发生、发展及防治机制。电镜的应用不仅可以观察到病变时细胞内亚细胞结构的变化,而且也可以运用电子扫描方法对动物器官的微小结构进行完整的表层观察。

8. 免疫学观察法 注入抗原使动物致敏,制备各种抗血清或采用免疫荧光技术、酶标记免疫技术、放射免疫测定技术、免疫电镜技术等对动物免疫后的各种免疫变化进行检查。

9. 其他方法 包括条件反射法、生物遗传法、放射生物法、药物化学法等。

二、机能实验的方法

机能实验的方法归纳起来可分为急性实验法和慢性实验法,现分述如下。

1. 急性实验法 急性实验法有离体器官或组织实验法和活体解剖实验法等。

离体器官或组织实验法往往从活着(麻醉或击昏)的动物身上取出需要研究的器官或组织,置于与其生理状态相似的环境中进行实验和观察。例如,为研究某种物质(如激素、药物等)对心脏收缩功能的影响,最常用而且最简单的方法就是从蛙身上取出蛙心,用近似其体液的液体(林格液)灌流,使蛙心仍继续不断地跳动,然后再观察各种物质的作用。又如,可以在离体的神经纤维或肌纤维上研究生物电活动。目前已发展到用细胞分离和培养技术深入研究细胞内亚显微结构的功能与物理、化学等方面的变化,而探讨生命活动的基本规律。

活体解剖实验法一般是在动物失去知觉(麻醉或去大脑)但仍存活的情况下进行实验。先进行手术,暴露欲观察的器官或组织,然后再进行实验。例如,观察迷走神经对动脉血压的作用时,可以先找出动物的颈(或股)动脉,进行插管,再连以检压计或压力换能装置,并记录之;再找出支配心脏的迷走神经,然后用电刺激迷走神经,观察动脉血压的变化。

经过以上这样的实验,动物往往不能再存活,故称为急性实验法,这是生理学实验中较为常用的一种方法,其实验条件可以人工控制,要观察的现象往往可以重复验证,对机制可以进行一定的分析。特点:在短时间内观察机体和器官的功能变化和代谢变化。优点:时间短,效率高,条件易控制。缺点:非自然生活状态。

2. 慢性实验法 慢性实验法以完整、健康而清醒的机体为对象,在尽量保持自然的条件下,对某一项功能进行研究。如著名生理学学者巴甫洛夫研究唾液分泌的规律时,预先把犬的一侧腮腺的导管开口移植到其面部表面,待创伤愈合之后,即可以从外面的开口准确地收集唾液(图 1-2-8)。然后,在清醒而比较自然的条件下进行实验,观

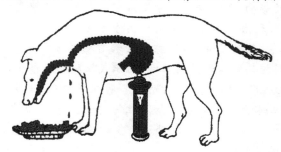

图 1-2-8 犬的唾液分泌观察

察犬在环境变化时,唾液分泌量的增加或减少。他由此而提出了条件反射学说。由于这种动物可以较长期地进行实验,故称为慢性实验法。特点:在较长时期内观察机体的功能和代谢变化。优点:接近自然生活和生理状态,结果比较真实。缺点:时间长,条件难控制,干扰因素多。

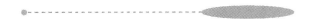

（郑恒）

任务3 机能实验基本操作技术的应用

【任务要求】

（1）家兔全身麻醉和固定。

（2）家兔气管插管。

（3）家兔双侧迷走神经分离。

（4）家兔颈总动脉、颈外静脉插管。

（5）家兔输尿管插管或尿道插管。

（6）家兔耳缘静脉输液。

【知识目标】

（1）了解哺乳类动物的特性。

（2）熟悉实验动物选择的原则,合理而正确地选择和使用实验动物。

【技能目标】

（1）学习哺乳类动物抓拿、麻醉、固定等基本操作技术。

（2）学习哺乳类动物各类插管手术操作技术。

（3）学习哺乳类动物的给药、处死等基本操作技术。

【态度目标】

（1）培养认真、严谨的工作态度和尊重生命的价值观。

（2）正确树立救死扶伤的职业精神。

【实施步骤】

（一）实验准备

（1）实验环境:机能实验室。

（2）仪器设备:哺乳类动物手术器械,兔手术台,铁支架,张力换能器,生物信号采集系统等。

（3）试剂用品:粗绳,纱布,丝线,小烧杯,大烧杯;5 mL、10 mL 注射器;20%氨基甲酸乙酯(乌拉坦),生理盐水等。

（4）实验人员：阅读实验教程，预习实验手册，穿工作服，备手套。

（5）实验对象：家兔。

（二）实施与检查

1. 麻醉与固定　正确抓拿家兔（图1-3-1），将其置于婴儿秤上称重。从其耳缘静脉缓慢注射20％氨基甲酸乙酯（5 mL/kg）进行麻醉，观察和判断麻醉情况。将已麻醉的家兔仰卧固定于兔手术台上（图1-3-2）。

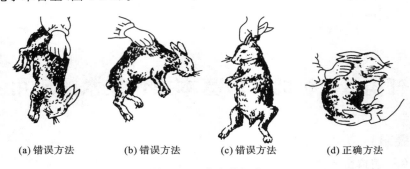

(a) 错误方法　　(b) 错误方法　　(c) 错误方法　　(d) 正确方法

图 1-3-1　家兔的抓拿

2. 颈部手术　动物麻醉后，用左手拇指和示指撑平皮肤，右手持手术刀，从甲状软骨沿颈部正中线至胸骨上缘，做一个长5～7 cm的皮肤切口，如图1-3-3所示。

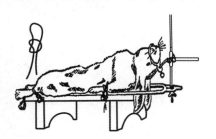

图 1-3-2　家兔仰卧固定于兔手术台

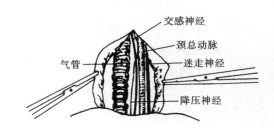

1-3-3　家兔颈部气管、神经、血管分布示意图

（1）气管插管术：以气管为标志，从正中线用止血钳逐层钝性分离皮下组织、筋膜和肌肉，暴露气管，行气管插管术。

（2）分离神经：认真辨认颈部气管两旁的神经，用玻璃分针小心分离双侧迷走神经，并分别备双线以备用。

（3）颈总动脉插管术：在气管的两侧，分离胸骨舌骨肌及胸锁乳突肌，见到有搏动的颈总动脉鞘后，用眼科镊子细心剥开鞘膜，避开鞘膜内神经，分离出长3～4 cm的颈总动脉，行颈总动脉插管术。

（4）颈外静脉插管术：颈外静脉较浅，位于颈部皮下，做颈部正中切口后，用手指从皮肤外将一侧组织顶起，在胸锁乳突肌外缘，即可见很粗且明显的颈外静脉，仔细分离1.5～2 cm长，行颈外静脉插管术，方法与颈总动脉插管术术相似。

3. 股部手术　用手指触摸股动脉搏动，辨明动脉走向，剪去腹股沟部的部分被毛，做长3～5 cm的皮肤切口。用止血钳小心分离肌肉及深部筋膜，暴露出股三角区（图1-3-4）。分辨股动脉、股静脉及股神经，用蚊式止血钳先分离出股神经，再分离出动、静脉，分别备双线以备用,行股动脉插管术,方法与颈总动脉插管术相似。

4.腹部手术 剪去耻骨联合以上腹部的部分被毛。在耻骨联合上缘约 0.5 cm 处沿腹白线切一个长约 0.5 cm 的小口,用止血钳夹住切口边缘并提起,用手术刀柄上下划动腹壁数次(分离腹腔脏器),然后向上、向下切开腹壁层组织 3～4 cm,根据需要寻找内脏器官,注意勿伤及腹腔内脏器官(图 1-3-5)。

(1)剑突游离术:切开胸骨下端剑突部位的皮肤,沿腹白线向下切开 2 cm 左右。小心将剑突组织剥离,暴露出剑突软骨和剑突骨柄,行剑突游离术,用来记录呼吸运动。

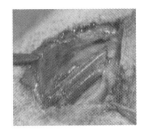 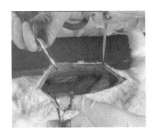 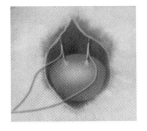

图 1-3-4　股三角区血管、　　　图 1-3-5　腹部手术　　　　图 1-3-6　输尿管插管术
　　　　　神经示意图

(2)输尿管插管术:在耻骨联合上缘约 0.5 cm 处沿腹白线切一个长约 0.5 cm 的小口,然后向上、向下切开腹壁层组织 3～4 cm,寻找膀胱(如膀胱充盈,可用 50 mL 注射器将尿液抽出),将其向上翻移至腹外,辨清输尿管,分离出一侧输尿管,行输尿管插管术,用同样的方法进行另一侧输尿管插管(图 1-3-6)。

手术完毕后,用温热(38 ℃左右)生理盐水纱布覆盖腹部切口,以保持腹腔的温度。如果需要长时间实验观察,则应关闭腹腔。可用皮肤钳夹住腹腔切口(双侧)关闭腹腔或者采用缝合方式关闭腹腔。

(3)尿道插管术:若是雄性动物,可用小号导尿管(应事先浸泡在液体石蜡中)直接插入雄性动物的尿道,深 5～7 cm(方法与人体导尿管导尿法类似),若尿液流出通畅,即可记录。

5.静脉输液 家兔静脉注射一般采用耳缘静脉。耳缘静脉沿耳背后缘走行,较粗,去除其表面皮肤上的毛并用水湿润局部,血管即显现出来。注射前可先轻弹或揉擦耳尖部并用手指轻压耳根部,刺入静脉(第一次的进针点要尽可能靠远心端,以便为以后的进针留有余地)后顺着血管平行方向深入 1 cm,放松对耳根处血管的压迫,左手拇指和

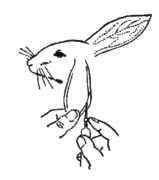

图 1-3-7　家兔耳缘静脉注射方法

示指移至针头刺入部位,将针头与兔耳固定,进行药物注射(图 1-3-7)。

(三)分析与评价

(1)结果分析:实验结束后,分别观察和比较动物手术情况。

(2)互相评价:分享实验的经验与教训。

(3)清洁、清点:清洁、清点、保存设备,保持环境清洁。

【注意事项】

(1) 家兔麻醉时应注意全程细致观察,以防出现麻醉意外。

(2) 动脉插管注意抗凝,以防堵塞插管。

(3) 手术切口要适当大小,以免影响手术过程。

【思考与探索】

(1) 休克动物模型如何建立?

(2) 肺气肿动物模型如何建立?

知识链接

动物实验基本技术

一、实验动物的抓拿和固定

1. 青蛙(或蟾蜍)　用左手持青蛙(或蟾蜍),示指和中指夹住青蛙(或蟾蜍)左前肢,拇指压住青蛙(或蟾蜍)右前肢,将两后肢拉直,用无名指和小指夹住。捣毁脑和脊髓时,左手拇指和示指夹持青蛙(或蟾蜍)的头部,右手将探针经枕骨大孔向前刺入颅腔,左右摆动探针以捣毁脑组织,然后退回探针向后刺入椎管内,破坏脊髓(图1-3-8)。

2. 小白鼠　抓拿方法有两种。一种是用右手提起尾部,放在鼠笼盖或其他粗糙面上,向后上方轻拉,此时小白鼠前肢紧紧抓住鼠笼盖或粗糙面,迅速用左手拇指和示指捏住小白鼠颈部皮肤,并用小指和手掌尺侧夹持其尾根部并固定于手中(图1-2-4);另一种是只用左手,先用拇指和示指抓住小白鼠尾部,再用手掌尺侧及小指夹住尾根,然后用拇指及示指捏住其颈部皮肤(图1-3-9)。前一方法简单易学,后一方法较难,但便于快速抓拿。

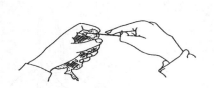

图1-3-8　蟾蜍抓拿方法

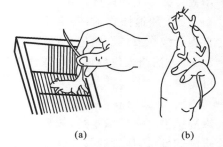

(a)　　　　(b)

图1-3-9　小白鼠抓拿方法

3. 大白鼠　抓拿方法基本与小白鼠的相同。捉拿时,右手抓住鼠尾,将大白鼠放在粗糙面上,左手戴上防护手套或用厚布盖住大白鼠,抓住整个身体并固定其头部以防咬伤(图1-3-10)。抓拿时勿用力过大过猛,勿将其颈部捏得过紧,以免引起窒息。大白鼠在惊恐或激怒时易将实验操作者咬伤,在抓拿时应注意。捆绑四肢时宜用坚牢的布带。

4. 豚鼠　抓拿时以拇指和中指从豚鼠背部绕到腋下抓住豚鼠,另一只手托住其臀部。体轻者可用一只手抓拿,体重者抓拿时宜用双手(图1-3-11)。

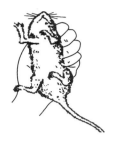

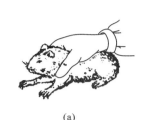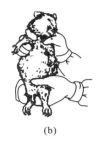

(a)　　　　　　(b)

图 1-3-10　大白鼠抓拿方法　　　　　　　　　图 1-3-11　豚鼠抓拿方法

5. 家兔　抓拿时用右手将两耳轻轻地压在手心内,同时抓住其颈部皮肤。轻轻将家兔提起;用左手托住其臀部或腹部,使其躯干的重量大部分集中在左手上。做手术时,将家兔仰卧固定在兔手术台上,四肢用布带固定,用兔头固定夹将家兔头部固定在手术台铁柱上。

6. 猫　抓拿时先轻声呼唤,慢慢将手伸入猫笼中,轻抚猫的头、颈及背部,抓住其颈背部皮肤并以另一手抓其背部。若遇脾气凶暴的猫,不让人接触或抓拿时,可用套网抓拿。操作时注意猫的利爪和牙齿,勿被其抓伤或咬伤,必要时可用固定袋将猫固定。

7. 犬　对驯服的犬,可用绳直接捆其嘴。先将绳子绕过犬嘴,在嘴上部打一活结,再绕到下部进行交叉,最后在其颈上部打结固定,然后进行其他操作。对未经驯服的犬,可先用铁制犬头夹或特制犬头内架钳住颈部,压倒并捆嘴。

二、实验动物的给药方法

(一) 灌胃法

1. 小白鼠　左手拇指和示指捏住小白鼠颈背部皮肤,无名指和小指将尾部紧压在手掌上,使小白鼠腹部向上。右手持灌胃管,灌胃管长 4～5 cm,直径约为 1 mm。操作时,经口角将灌胃管插入口腔。用灌胃管轻压小白鼠头部,使口腔和食管成一直线,再将灌胃管前端插入约到达膈肌水平,此时可稍有抵抗感(图 1-3-12(a))。如果此时动物无呼吸异常,即可将药注入,如遇阻力或动物出现憋气时,则应抽出重插。若插入气管可引起动物立即死亡。药液注完后轻轻退出灌胃管。操作时宜轻柔、细致,切忌粗暴,以防损伤食管及膈肌。

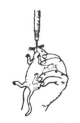　　　　　　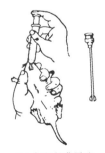

(a)小白鼠灌胃法　　　　　　　　　(b)大白鼠灌胃法

图 1-3-12　小白鼠、大白鼠灌胃法

2. 大白鼠　一只手的拇指和中指分别放到大白鼠的左、右腋下,示指放于颈部,使大白鼠伸开两前肢,握住动物。其灌胃法与小白鼠的相似。采用的灌胃管长 6～8 cm,直径为 1～2 mm,尖端呈球状(图 1-3-12(b))。插管时,为防止插入气管,应先抽回注射器针栓,无空气抽回则说明不在气管内,即可注入。一次药量可注入 0.1 mL/10 g。

3. 家兔　若使用兔固定箱,可一人操作,右手将开口器固定于家兔口中,左手将导尿管经开口器中央小孔插入。若无固定箱,则需两人协作进行,助手坐好,腿上垫好围裙,将家兔的后肢夹于两腿间,左手抓住双耳,固定其头部,右手抓住其两前肢。操作者将开口器横放于家兔口中,将兔舌压在开口器下面。此时助手的双手应将兔耳、开口器和两前肢同时固定好,操作者将导尿管自开口器中央的小孔插入,慢慢沿家兔口腔上腭壁插入食管 15～18 cm。插管完毕将导尿管的外口端放入杯中,切忌伸入水过深。若有气泡逸出,说明不在食管内而是在气管内,应拔出重插(图 1-3-13)。如无气泡逸出,则可将药推入,并以少量清水冲洗胃管。如药物为固体剂型时,可直接将药物放入动物口中,令其口服咽下。

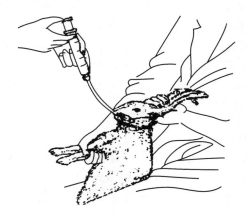

图 1-3-13　家兔灌胃法

(二) 注射给药法

1. 皮下注射法

① 小白鼠:通常在背部进行皮下注射,注射时一人双手分别抓住小白鼠头部和尾部,另一人以左手拇指和中指将小白鼠背部皮肤轻轻提起,示指轻按其皮肤,使其形成一个三角形小窝,右手持注射器从三角窝下部刺入皮下,轻轻摆动针头,若易摆动则表明针尖在皮下,此刻可将药液注入(图 1-3-14)。针头拔出后,以左手在针刺部位轻轻捏住皮肤片刻,以防药液流出。大批动物注射时,可将小白鼠放在鼠笼盖或粗糙平面上,左手拉住尾部,小白鼠自然向前爬动,此时右手持针迅速刺入背部皮下,推注药液,一次注射量宜为 0.2 mL/10 g。

② 大白鼠:注射部位可在背部或后肢外侧皮下,操作时轻轻提起注射部位皮肤,将注射针头刺入皮下,一次注射量不超过 0.1 mL/10g。

③ 豚鼠:注射部位可选用两肢内侧、背部、肩部等皮下脂肪较少的部位。通常在

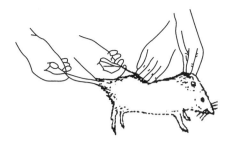

图 1-3-14 小白鼠皮下注射法

大腿内侧注射,针头与皮肤成45°的方向刺入皮下,确定针头在皮下后推入药液,拔出针头后,拇指轻压注药部位片刻。

④ 家兔:参照小白鼠皮下注射法。

2. 腹腔注射法

① 小白鼠:左手固定动物,使腹部向上,头呈低位。右手持注射器,在小白鼠左侧下腹部刺入皮下,沿皮下向前推进3～5 mm,然后刺入腹腔。此时有抵抗力消失的感觉,在针头保持不动的状态下推入药液(图1-2-5)。一次可注射0.1～0.2 mL/10g。应注意切勿使针头向上注射,以防针头刺伤内脏。

② 大白鼠、豚鼠、家兔、猫:腹腔注射法皆可参照小白鼠腹腔注射法。但应注意家兔与猫在腹白线两侧注射,离腹白线约1 cm处进针。

3. 肌内注射法

① 小白鼠、大白鼠、豚鼠:因肌肉少,一般不做肌内注射,如需要时,可将动物固定后,一手拉直动物左侧或右侧后肢,将针头刺入后肢大腿外侧肌肉内,小白鼠一次注射量每侧肢体不超过0.1 mL。

② 家兔:固定动物,右手持注射器,令其与大腿成60°角一次刺入肌肉中,先回抽针栓,视无回血时将药液注入,注射后轻轻按摩注射部位,帮助药液吸收。

4. 静脉注射法

① 小白鼠、大白鼠。多采用尾静脉注射,先将动物固定于固定器内,使其全部尾巴在外面,以右手示指轻轻弹尾尖部,必要时可用40～50 ℃的温水浸泡尾部或用75%乙醇擦尾部,使全部血管扩张充血、表皮角质软化,以拇指与示指捏住尾部两侧,使尾静脉充盈更明显,以无名指和小指夹持尾尖部,中指从下托起尾巴并固定。用4号针头,令针头与尾部成30°角刺入静脉,推动药液无阻力且可见沿静脉血管出现一条白线时,说明针头在血管内,可注药。如遇到阻力较大、皮下发白且有隆起时,说明不在静脉内,需拔出针头重新穿刺。注射完毕后,拔出针头,轻按注射部位止血。一般选择尾部两侧静脉,并宜从尾尖端开始,渐向尾根部移动,以备反复应用。一次注射量为0.05～0.1 mL/10 g。大白鼠亦可舌下静脉注射或将大白鼠麻醉后切开其大腿内侧皮肤进行股静脉注射,亦可颈外静脉注射。

② 豚鼠。可选用多部位的静脉注射,一般用前肢皮下静脉、后肢小隐静脉注射,也可将皮肤切开一个小口,使胫前静脉暴露后注射,注射量不超过2 mL。也有用耳壳静脉或雄鼠的阴茎静脉给药。

③ 家兔。家兔静脉注射一般采用耳缘静脉。耳缘静脉沿耳背后缘走行,较粗,去除其表面皮肤上的毛并用水湿润局部,血管即显现出来。注射前可先轻弹或揉擦耳尖部,并用手指轻压耳根部,刺入静脉(第一次的进针点要尽可能靠远心端,以便为以后的进针留有余地)后顺着血管平行方向深入 1 cm,放松对耳根处血管的压迫,左手拇指和示指移至针头刺入部位,将针头与兔耳固定,进行药物注射。若注射阻力较大或出现局部肿胀,说明针头没有刺入静脉,应立即拔出针头,在原注射点的近心端重新刺入。注射完毕,拔出针头,用棉球压住针刺孔,以免出血。若实验过程中需补充麻醉药或实验用药,也可不拔出针头,而用动脉夹将针头与兔耳固定,只拔下注射器筒,用一根与针头内径吻合且长短适宜的针芯插入针头小管内,防止血液流失,以备下次注射时使用。

④ 犬。抓拿犬时,要用特制的钳式长柄夹夹住犬颈部,将其压倒在地,由助手将其固定好,剪去前肢或后肢皮下静脉部位的毛,静脉注射麻醉药或实验药物。

此外,尚有淋巴囊注射法、椎管内注射法、椎动脉注射法等。`

三、实验动物的取血方法

(一) 小白鼠、大白鼠的取血方法

1. **断头取血**   这是常用的一种取血法,操作时抓住动物,用剪刀剪掉头部,立即将鼠颈部向下,提起动物,对准已准备好的容器(内有抗凝剂),使鼠血快速滴入容器内(图 1-3-15)。

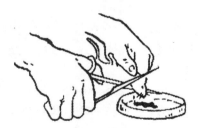

图 1-3-15   小白鼠断头取血

2. **眶动脉或眶静脉取血**   将动物倒持压迫眼球,使其突出充血后,用止血钳迅速摘除眼球后,眼眶内很快流出血液,将血滴入加有抗凝剂的玻璃器皿内,直至不再流血为止。一般可取得相当于动物体重 4‰~5‰ 的血液量。用毕动物即死亡,只用于一次性取血。

3. **眼眶后静脉丛取血**   用玻璃毛细管,内径为 1.0~1.5 mm,临用前折断成 1~1.5 cm 长的毛细管段,浸入 1% 肝素溶液中,取出干燥。取血时左手抓住鼠两边的颈背部皮肤,使头部固定,并轻轻向下压迫颈部两侧,引起头部静脉血液回流困难,使眼眶静脉丛充血,右手持毛细管,将其新折断端插入眼睑与眼球之间后,轻轻向眼底部方向移动,并旋转毛细管以切开静脉丛,保持毛细管水平位,血液即流出,用事先准备好的容器接收。取血后,立即拔出毛细管,放松左手即可止血。小白鼠、大白鼠、豚鼠及家兔均可采用此法取血。其特点是可根据实验需要,数分钟内在同一部位反复取血。

4. **尾尖取血**   这种方法适用于采取少量血样。取血前宜先使鼠尾血管充血,室

温低时可先用电吹风吹热,然后剪去尾尖,血即自尾尖流出。

5. 心脏取血 左手抓住鼠背及颈部皮肤,右手持注射器,在心尖搏动最明显处刺入心室,抽出血液,也可从上腹部刺入,穿过横膈膜刺入心室取血。动作要轻巧,否则取血后动物可能死亡。

6. 颈静脉和颈动脉取血 将动物麻醉后取后背位固定,剪去一侧颈部外侧毛,解剖颈背并分离暴露颈静脉或颈动脉,用注射针头沿颈静脉或颈动脉平行方向刺入,抽取所需血量。此种方法小白鼠可取血 0.6 mL 左右,大白鼠可取血 0.8 mL 左右。也可将颈静脉或颈动脉剪断,以注射器(不带针头)吸取流出来的血液,或用试管取血。

7. 股静脉或股动脉取血 动物麻醉后取背位固定,切开左侧或右侧腹股沟的皮肤,分离股静脉或股动脉,将注射针头平行刺入股静脉或股动脉,徐徐抽动针栓,即可取血。也可不麻醉,或不做手术,先由助手握住动物,采血者左手拉直动物下肢,使静脉充盈,或者以搏动为指标,右手用注射器刺入血管取血。一般小白鼠可采血 0.2~0.8 mL,大白鼠可采血 0.4~1.6 mL。连续多次股静脉取血时,则取血部位要尽量选择远心端。

(二)豚鼠的取血方法

1. 股动脉取血 将豚鼠仰卧固定在手术台上,剪去股三角区的毛,局部麻醉后,切开皮肤,长度为 2~3 cm,使股动脉暴露并分离,然后用镊子提起股动脉,在远心端结扎,近心端用动脉夹夹住,在动脉中央剪一小孔,插入硅胶管,放开动脉夹,血液即由管口流出,一次可采血 10~20 mL。也可经暴露的股动脉直接穿刺取血,但易造成出血或取血失败,不如插管妥当。

2. 背中足静脉取血 助手固定动物,使其右或左后膝关节伸直并提到采血者面前,找出背中足静脉后,以左手的拇指和示指拉住豚鼠的趾端,右手拿注射针头刺入静脉。拔针后立即出血,出血呈半球状隆起,可用吸管或白细胞吸管吸血供实验用。采血后,用纱布或脱脂棉压迫止血。反复采血时,两后肢宜交替使用。

3. 心脏取血 需两人协作进行。助手以两手将豚鼠固定,腹部向上。采血者用左手在胸骨左侧摸到心脏搏动处,选择心跳最明显部位进针穿刺,一般是在第 4~6 肋间。若针头进入心脏,则血液随心跳而进入注射器内,取血应快速,以防在针管内凝血。若认为针头已刺入心脏但还未出血时,可将针头慢慢退回一点,失败时应拔出重新操作。切忌使针头在胸腔内左右摆动,以防损伤心脏和肺而致死。此法取血量较大,可反复采血,但需技术熟练。

(三)家兔的取血方法

1. 耳缘静脉或耳中央动脉取血 拔去耳缘静脉表面皮肤的毛,轻弹耳壳,或用二甲苯涂抹皮肤使血管扩张。用注射器可从耳中央动脉取得数毫升血。也可用小血管夹夹住耳根部,用针头刺破耳缘静脉末梢端,待血液流出时取血。

2. 颈动脉取血 先做颈动脉暴露手术,将其分离出 2~3 cm 长,呈游离状态,并在其下穿两条长线,用一条长线结扎远心端,使血管充盈。近心端以小动脉夹夹闭,用眼科剪刀向近心端剪一个 V 形小切口,插入制备好的硬塑料动脉插管,以线结扎紧,并将远心端结扎线与近心端结扎线相互结紧,防止动脉插管脱出。手术完毕后,取血时打开动脉夹放出所需的血量,然后夹闭动脉夹。这样可以按照所需时间间隔反复取血,方便而准确。但对一只动物而言只能利用一次。

3. 后肢小隐静脉取血　仰卧固定,小腿上端扎橡皮管,小腿外侧皮下可见充盈的静脉,经皮穿刺可以取血。

4. 心脏取血　在第3肋间胸骨左缘3 mm处将针头垂直刺入心脏,血即进入注射器,一次可取血20～30 mL。

四、实验动物的处死方法

1. 击打法　本法适用于大白鼠、小白鼠、豚鼠、家兔等。手提小白鼠尾用力摔击,使其头部猛烈触地,小白鼠痉挛后立即死亡;用木锤用力锤其脑部,损坏延脑造成死亡;击打家兔和豚鼠头盖骨,使大脑受破坏而死亡。此方法具有处死动物快、简单易行、效率高等优点,但可引起脑损伤、痉挛、鼻出血、颈部气管或肺内出血、个别内脏破裂等缺点,此外动物死亡前剧烈的挣扎和抽搐可造成人为的形态改变。

2. 颈椎脱臼法　本法适用于小白鼠,用拇指和示指压住小白鼠的头后部,另一手捏住小白鼠尾巴,用力向上牵拉,使其颈椎脱臼死亡。处死大白鼠也可用此法,但需较大力气。

3. 空气栓塞法　用注射器将空气急速注入静脉,可使动物死亡。一般家兔与猫可注入空气10～20 mL。

4. 心脏取血法　用粗针头一次大量抽取血液,可致动物死亡。此法常用于豚鼠、猴等。

5. 大量放血法　大白鼠可采取摘除眼球,由眼眶动脉放血致死,或断头、切开股动脉的方法,使其大量失血致死。家兔亦可在麻醉情况下,由颈动脉放血,并轻轻挤压胸部,使其大量失血致死。

其他方法有电击法、注射法或吸入麻醉剂法等。青蛙或蟾蜍可断头,也可用探针经枕骨大孔破坏脑和脊髓而致死。

急性动物实验的手术操作技术

急性动物实验中常以呼吸、血压为指标,用静脉注射、放血等实验方法,需要暴露气管、颈总动脉、颈外静脉、股静脉,并做相应的插管,以及分离迷走神经、减压神经及股神经等。使用的动物多为哺乳类动物。

一、动物麻醉

进行在体动物实验时,宜用清醒状态的动物,这样将更接近生理状态,有的实验则必须用清醒状态的动物。但在进行各类动物实验时,各种强刺激(疼痛)持续地传入大脑皮质,会引起大脑皮质的抑制,使其对皮质下中枢的调节作用减弱或消失,致使机体生理机能发生障碍,甚至发生休克及死亡。许多实验动物性情凶暴,容易伤及操作者。因此,进行动物实验时,实验动物的麻醉是必不可少的。

实验动物的麻醉就是用物理的或化学的方法,使动物全身或局部出现暂时痛觉消失或痛觉迟钝,以利于进行实验。动物的麻醉与人类的麻醉有不同之处,特别是麻醉毒性、副作用、使用剂量等方面是与人类有差别的,不能完全通用。

动物麻醉的方法有全身麻醉、局部麻醉、针刺麻醉、复合麻醉、低温麻醉等。一般实验室所采用的大部分是全身麻醉和局部麻醉。麻醉药的种类较多,作用原理也各有不同,它们除能抑制中枢神经系统外还可引起其他一些生理机能的变化。所以需根据动物的种类和实验手术的要求加以选择。麻醉必须适度,过浅或过深都会影响手术或实验的进程和结果。

（一）局部麻醉

在实验过程中也会经常使用一些局部麻醉或局部麻醉同全身麻醉合并使用的方法。局部麻醉常用于表层手术。一般以 1‰ 的盐酸普鲁卡因溶液在手术切口部位做局部麻醉,可进行局部手术。剂量按所需麻醉面的大小而定,骨髓穿刺、局部皮肤切开等均可采用局部麻醉。注射时,循切口方向将针头插入皮下,先回抽一下针栓,无血液回流时方可注入,以免将麻醉药误入血管。推注麻醉药时要边注射边将针头向外拉出。第二针可从前一针的浸润末端开始,直至切口部位完全浸润为止(图 1-3-16)。药物用量:家兔颈部手术需 2～3 mL,股三角区手术需 1～2 mL。若用犬做实验时,为避免其兴奋躁动,可先给半量吗啡做皮下注射,这种局部麻醉加全身镇静的方法,使实验结果受麻醉药的影响较小,在病理生理急性实验中被广泛使用。神经封闭时可采用2.5‰普鲁卡因(奴佛卡因)注射,脊髓麻醉时可用 1‰～2‰ 的浓度。

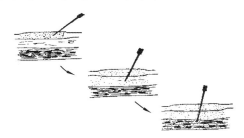

图 1-3-16 局部麻醉方法

（二）全身麻醉

全身麻醉常用于较深或较广泛部位的手术,可分为吸入麻醉和注射麻醉两类。

1. 吸入麻醉 吸入麻醉常用药物是乙醚,此麻醉多用于大白鼠、小白鼠和豚鼠。将实验动物放在干燥器或倒扣的烧杯内,内置浸有乙醚的棉球或纱布团,利用乙醚挥发的性质,经肺泡吸入而产生麻醉作用。动物吸入乙醚后常有一个兴奋期,开始挣扎,同时呼吸变得不规则,甚至暂停,此时应立即移开口罩,待动物呼吸恢复后再继续吸入乙醚。乙醚起作用快,停止麻醉后动物苏醒也快,作用时间短,若需维持麻醉可将浸有乙醚的棉球装入小瓶内,置于动物的口鼻处以持续吸入乙醚,以维持麻醉效果,但罩内麻醉时间不宜太长,以免动物因缺氧而死亡。乙醚有强烈刺激呼吸道的作用,可促使黏液分泌增加,易堵塞呼吸道而发生窒息。乙醚是易燃的物质,使用时应避火。

2. 注射麻醉 注射麻醉是指通过对动物的肌肉、腹腔、静脉等注射麻醉药,实现麻醉的方法。注射麻醉因给药的部位不同,麻醉药物的剂量、麻醉起效时间和麻醉持续时间都有差异。一般情况下,腹腔注射给药麻醉与静脉给药麻醉相比,其用药剂量大、起效时间慢、持续时间长,但麻醉深度不易控制,而静脉给药麻醉起效快、麻醉深度比较容易控制。大白鼠、小白鼠和豚鼠多采用腹腔注射给药法进行麻醉。家兔、猫和犬等动物,除腹腔注射给药外,还可静脉注射给药。其药物剂量如下。①戊巴比妥钠:具有镇静催眠作用,其机制主要是阻止神经冲动传入大脑皮层,从而对中枢神经系统产生抑制作用,其对动物麻醉作用稳定,作用时间适中,故一般动物麻醉都可选用,常用3%的浓度。②乌拉坦(氨基甲酸乙酯):多数实验动物都可使用,其对动物的呼吸抑制作用小,麻醉作用较弱,持续时间较长,但对肝和骨髓有毒性作用,一般适用于急性实验,常用浓度为20%。此外,还可以用异戊巴比妥钠、硫喷妥钠、氯胺酮、苯巴比妥钠等进行全身麻醉。实验动物麻醉药的使用方法和剂量如表1-3-1所示。

表1-3-1　实验动物麻醉药的使用方法和剂量

药品名称	适用动物	给药途径	给药剂量/(mg/kg)	常用浓度/(%)	给药量/(mL/kg)	维持时间
乙醚	各种动物	吸入	—	—	—	—
戊巴比妥钠	家兔、犬、猫	静脉注射	30	3	1.0	2～4 h
		腹腔注射	40～50	3	1.4～1.7	2～4 h
	豚鼠、大白鼠	腹腔注射	40～50	2	2.0～2.5	2～4 h
乌拉坦(氨基甲酸乙酯)	家兔、犬、猫	静脉注射、腹腔注射	750～1000	30	2.5～3.3	2～4 h
	豚鼠、大白鼠、小白鼠	肌内注射	1350	20	7.0	2～4 h
硫喷妥钠	家兔、犬、猫	静脉注射、腹腔注射	25～50	2	1.3～2.5	15～30 min
	大白鼠	静脉注射	50	1	5.0～10.0	15～30 min

(三)麻醉基本技术

1. 麻醉基本原则

(1)个体差异。不同动物个体对麻醉药的耐受性是不同的。因此,在麻醉过程中,除参照一般药物用量标准外,还必须密切注意动物的状态,以决定麻醉药的用量。

(2)麻醉适度。静脉麻醉的给药浓度要适中,不宜过高,以免麻醉过急导致动物死亡,但也不能过低。麻醉的深浅可根据呼吸的深度和快慢、角膜反射的灵敏度、四肢和腹壁肌肉的紧张度及皮肤夹捏反应等进行判断。动物达到最佳麻醉效果的指标:皮肤夹捏反应消失,肢体肌肉松弛,呼吸节律呈深慢而平稳的改变,角膜反射存在但明显迟钝,瞳孔缩小,躯体自然倒下。当呼吸突然变深、变慢,角膜反射的灵敏度明显下降或消失,四肢和腹壁肌肉松弛,皮肤夹捏无明显疼痛反应时,应立即停止给药。

(3)先快后慢。静脉注射时应坚持先快后慢的原则,一般给药应先一次推入总量的三分之二,观察动物的反应,若已达到所需的麻醉深度,则不一定全部给完所有药量。动物的健康状况、体质、年龄、性别也影响给药剂量和麻醉效果,因此实际麻醉动物时应视具体情况对麻醉剂量进行调整,避免动物因麻醉过深而死亡。

2. 麻醉并发症和急救

(1)呼吸停止。呼吸停止可出现在麻醉的任何一期,如在兴奋期,呼吸停止具有反射性质。在深麻醉期,呼吸停止是由于延髓麻醉的结果或由于麻醉剂中毒时组织中血氧过少所致。呼吸停止的表现是胸廓呼吸运动停止、黏膜发绀、角膜反射消失或极低、瞳孔散大等。呼吸停止的初期,可见呼吸浅表、不规则。此时必须停止供给麻醉剂,先张开动物口腔,拉出舌尖到口角外,立即进行人工呼吸。可用手有节奏地压迫和放松胸廓,或推压腹腔脏器,使胸廓上下移动,以保证肺通气。与此同时,迅速做气管切开并插入气管套管,连接人工呼吸机以代替徒手人工呼吸,直至主动呼吸恢复。还可给予苏醒剂以促进恢复。常用的苏醒剂有咖啡因(1 mg/kg)、尼可刹米(2~5 mg/kg)和山梗菜碱(0.3~1 mg/kg)等。

(2)心跳停止。吸入氯仿、乙醚时,有时于麻醉初期出现反射性心跳停止,通常是由于剂量过大所致。还有一种情况,就是手术后麻醉剂所致的心脏急性变性,心功能急剧衰竭而停跳。心跳停止的到来可能无预兆,出现呼吸和脉搏突然消失,黏膜发绀。心跳停止时应迅速采用心脏按压,即用掌心(小动物可用指心)在心脏区域有节奏地敲击胸壁,其频率相当于该动物正常心脏收缩次数。同时,可于心室注射强心剂,如0.1%肾上腺素。

(3)麻醉过量。实验动物会出现呼吸浅而慢、不规则,甚至停止,心跳微弱或停止,血压下降,动物全身皮肤颜色青紫。应根据不同情况分别处理:呼吸极慢而不规则,但血压或脉搏仍属正常时,可给予人工呼吸和苏醒剂;呼吸停止,血压下降,舌头开始由红色变紫色,但仍有心跳时,应进行人工呼吸直至呼吸恢复,同时静脉注射适量温热的50%葡萄糖溶液、1:10000肾上腺素及苏醒剂(如咖啡因1 mg/kg、尼可刹米2~5 mg/kg、山梗菜碱0.3~1 mg/kg)。麻醉中应注意有无分泌物阻塞呼吸道,若有,则应及时吸出或做气管切开,以维持呼吸道通畅。

3. 补充麻醉 若麻醉计量给予不足,动物仍有挣扎、尖叫等兴奋表现时,应观察一段时间,确认动物是否已度过兴奋期,不可盲目追加麻醉药。实验过程中如麻醉过浅,可临时补充麻醉药,但一次注射剂量不宜超过总量的五分之一,且须经一定时间后才能补充,如戊巴比妥钠须在第一次注射后5 min、苯巴比妥钠须在第一次注射后30 min以上补充等。并且一般不宜由静脉补充,而以腹腔注射或肌内注射的方式较为妥当,并密切观察动物是否达到麻醉基本状态。

4. 麻醉注意事项

(1)乙醚是挥发性很强的液体,易燃易爆,使用时应远离火源。平时应装在棕色玻璃瓶中,储存于阴凉干燥处,不宜放在冰箱内,以免遇到电火花时引起爆炸。

(2)因麻醉药的作用,致使动物体温缓慢下降,所以应设法保温,不使肛温降至37℃以下。保温的方法有实验台内装灯、电褥台灯照射等,也可采用远红外灯管、电热器、空调等保温。在寒冷季节,注射前应将麻醉剂加热至与动物体温相一致的水平。

(3)犬、猫或灵长类动物,手术前8~12 h应禁食,避免手术过程中发生呕吐。家兔或啮齿类动物无呕吐反射,术前无需禁食。

二、手术切口与止血

1. 切口前 切开家兔、猫、犬等动物皮肤前必须剪毛。剪毛用弯头剪或粗剪刀,不可用组织剪及眼科剪。剪毛范围应大于切口长度。为避免剪伤皮肤,可一手将皮肤绷平,另一手持剪平贴于皮肤逆着毛的朝向剪毛。剪下的毛应及时放入盛有水的杯中浸湿,以免毛到处飞扬。实施皮肤切口前,要选定切口的部位和范围,必要时作出标志。

2. 切口时　切口的大小根据实验要求而定,切皮肤时,手术者一手的拇指和示指绷紧皮肤;另一手持手术刀,以适度的力度依次切开皮肤和皮下组织,直至肌层(图1-3-17)。用几个皮钳夹住皮肤切口边缘暴露手术野,以便进一步进行分离、结扎等操作。

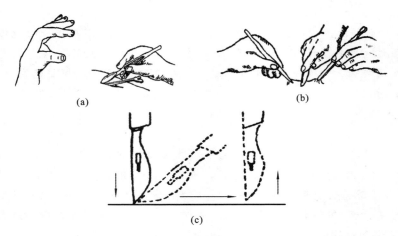

图 1-3-17　手术切口示意图

3. 止血　在手术过程中,应保持手术野的清晰,防止血肉模糊,以便于手术操作和实验观察。应注意避免损伤血管,若有出血要及时止血。止血的方法有以下几种:①组织渗血,可用浸过盐水的温热纱布压迫、明胶海绵覆盖等方法;②较大血管出血,应用止血钳夹住出血点及其周围少许组织,结扎止血;③骨组织出血,先擦干创面,再及时用骨蜡填充止血;④肌肉的血管丰富,肌组织出血时要与肌组织一同结扎。为避免肌组织出血,在分离肌肉时,若肌纤维走向与切口一致,应钝性分离;若肌纤维与切口不一致,则应采取两端结扎、中间切断的方法。干纱布只用于吸血和压迫止血,不可用来揩擦组织,以免损伤组织和使刚形成的血凝块脱落。

三、颈部手术

颈部手术的目的在于暴露气管、颈部血管并做相应的插管及分离神经,其手术成败的关键在于是否能够防止血管及神经的损伤。

1. 麻醉固定　将动物仰卧固定在手术台上,用剪毛剪或电推剪去除颈部手术野的毛。在颈部正中皮下注射1%普鲁卡因2～3 mL做局部浸润麻醉,或用20%氨基甲酸乙酯或3%戊巴妥钠进行动物全身麻醉。

2. 皮肤切口　动物麻醉后,用左手拇指和示指撑平皮肤,右手持手术刀,从甲状软骨沿颈部正中线至胸骨上缘,做一长5～7 cm的皮肤切口。

3. 颈部气管、血管和神经暴露与分离(图1-3-3)

(1) 气管插管术。以气管为标志,从正中线用止血钳逐层钝性分离皮下组织、筋膜和肌肉,暴露气管,在其下穿一条较粗的线备用。于暴露的气管中段,两软骨环之间,剪开气管口径一半大小,向头端做一小纵切口,呈倒 T 形,用镊子夹住倒 T 形切口的一角,将口径合适的气管套管由切口向近心端插入气管腔内,用线结扎,并固定于 Y

形气管插管分叉处,以防气管套管脱出。如果气管内有较多的分泌物或血液,应及时清除,再插管。插管后如果动物突然出现呼吸急促,可能因为气管不畅,应及时进行处理(图 1-3-18)。

(2)迷走神经、交感神经和减压神经的分离术。分离胸骨舌骨肌及胸锁乳突肌,见到有搏动的颈总动脉鞘后,用眼科镊子细心剥开鞘膜,在此鞘内有神经和血管。颈部的迷走神经最粗,外观最白,位于颈总动脉外侧;交感神经比迷走神经细,位于颈总动脉内侧,呈浅灰色;减压神经细如头发,位于迷走神经和交感神经之间,在家兔为一独立的神经,沿交感神经外后侧行走,但犬的此神经并不单独行走,而是行走于迷走交感干或迷走神经中。每条神经分离后应根据实验需要,在各条神经下置双线备用(图 1-3-19)。

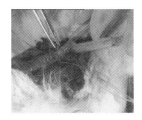
图 1-3-18　气管插管术

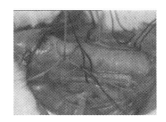
图 1-3-19　迷走神经分离术

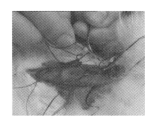
图 1-3-20　颈总动脉插管术

(3)颈总动脉插管术。颈总动脉插管主要用于测量颈总动脉压或取血。在气管的两侧,分离胸骨舌骨肌及胸锁乳突肌,见到有搏动的颈总动脉鞘后,用眼科镊子细心剥开鞘膜,避开鞘膜内神经,分离出长 3~4 cm 的颈总动脉,在颈总动脉下穿两根线备用。当确定游离的颈总动脉有足够长度时,于颈总动脉远心端结扎,待血管内血液充分充盈后,在近心端先用动脉夹夹住颈总动脉,以左手拇指及中指拉住远心端结扎线头,示指从血管背后轻扶血管,右手持锐利的眼科剪,使其与血管成 45°角,在紧靠离心端结扎线处向心一剪,剪开动脉壁之周径的三分之一(最好一次剪成),将插管以其尖端斜面与动脉平行地向心方向插入动脉内 1~1.5 cm 后,用备好的细线扎紧并打结固定(应保持插管与动脉的方向一致,以防插管尖刺破血管),然后开放动脉夹,即可见血液冲入动脉插管内(图 1-3-20)。

(4)颈外静脉插管术。颈外静脉可用于注射、输液和测量中心静脉压。颈外静脉较浅,位于颈部皮下、颈部正中切口后,用手指从皮肤外将一侧组织顶起,在胸锁乳突肌外缘,即可见到很粗且明显的颈外静脉,仔细分离出 1.5~2 cm 长,在颈外静脉下置双线备用。插入方法与颈总动脉的相似。

四、股部手术

股部手术的目的在于分离股动脉、股静脉,并进行插管,以备放血、输血、输液、注射药物等用。

1. **麻醉和固定**　动物麻醉后仰卧固定于手术台上,剪去股三角区的被毛。

2. **皮肤切口**　用手指触摸股动脉搏动,辨明动脉走向,做长 3~5 cm 的皮肤切口。

3. **分离**　用止血钳小心分离肌肉及深部筋膜,暴露出股三角区。股动脉、股静脉及股神经由此三角区通过,股神经位于外侧,股静脉位于内侧,股动脉位于中间偏后。用蚊式止血钳先分离出股神经,再分离出股动、静脉,在分离出的股动、静脉下穿线。一般情况下判断动、静脉血管的标准有两项:①动脉血管呈鲜红色或淡红色,静脉血管呈暗红色或紫红色;②动脉血管有明显的搏动现象,而静脉血管看似单薄、无波动感。

4. 插管　股动脉插管时,先将股动脉近心端用动脉夹夹住,阻断血流,远心端用细线结扎,牵引此线,用眼科剪在贴近远心端结扎处朝心脏方向剪开血管,向心插入动脉插管,结扎固定后备用,然后开放动脉夹。股静脉插管时,方法基本与股动脉插管的相同,但因静脉于远心端结扎后静脉塌陷呈细线状,较难插管,可试用静脉充盈插管法,即在股静脉近心端用静脉夹夹住,活动肢体使股静脉充盈,将股静脉远心端结扎,将近心端结扎线打一活扣,待手术者剪口插入插管后,再由助手迅速扎紧备用。

五、腹部手术

1. 麻醉与固定　动物麻醉后取仰卧位固定于手术台上,剪去耻骨联合以上腹部的部分被毛。

2. 皮肤切口　在耻骨联合上缘约0.5 cm处沿腹白线切一个长约0.5 cm的小口,用止血钳夹住切口边缘并提起,用手术刀柄上下划动腹壁数次(分离腹腔脏器),然后向上、向下切开腹壁层组织3~4 cm,根据需要寻找内脏器官,注意勿伤及腹腔内脏器官(图1-3-5)。

(1) 剑突游离术　切开胸骨下端剑突部位的皮肤,沿腹白线向下切开2 cm左右。小心地将剑突组织剥离,暴露出剑突软骨和剑突骨柄。挑起剑突,将剑突背部的膈肌与剑突分离少许,用蚊式止血钳夹捏剑突骨柄片刻后,用粗剪刀沿止血钳靠剑突游离端一侧剪断剑突骨柄,使剑突完全游离。此时,可观察到剑突软骨完全跟随膈肌收缩而自由移动。用一带线的铁钩钩住剑突软骨,线的另一端通过滑轮连接于张力换能器,用来记录呼吸运动。

(2) 输尿管插管术　在耻骨联合上缘约0.5 cm处沿腹白线切开腹壁肌肉层组织,注意勿伤及腹腔内脏器官。基本方法是沿腹白线切一个长约0.5 cm的小口,用止血钳夹住切口边缘并提起。用手术刀柄上下划动腹壁数次(分离腹腔脏器),然后向上、向下切开腹壁层组织3~4 cm。寻找膀胱(如膀胱充盈,可用50 mL的注射器将尿液抽出),将其向上翻移至腹外,辨清楚输尿管进入膀胱背侧的部位(即膀胱三角)后,细心地用玻璃分针分离出一侧输尿管。在输尿管靠近膀胱处用丝线扣一松结备用,在离此约2 cm处的输尿管正下方穿1根线,用眼科剪剪开输尿管(约输尿管管径的二分之一),用镊子夹住切口的一角,向肾脏方向插入导尿管(事先充满生理盐水),用丝线在切口处前后结扎固定,防止导尿管滑脱,平放导尿管,直到见导尿管出口处有尿液慢慢流出。用同样的方法进行另一侧输尿管插管(图1-3-6)。

手术完毕后,用温热(38 ℃左右)生理盐水纱布覆盖腹部切口,以保持腹腔的温度。如果需要长时间收集尿样本,则应关闭腹腔。可用皮肤钳夹住腹腔切口(双侧)关闭腹腔或者采用缝合方式关闭腹腔。

(3) 膀胱插管术　在耻骨联合上缘向上沿正中线切开皮肤8~12 cm,再沿腹白线剪开腹壁,暴露膀胱,将膀胱轻轻翻转至腹腔外。在膀胱底部找出两侧输尿管,分离输尿管,穿线避开两侧输尿管,结扎尿道。在膀胱顶部进行荷包缝合,于缝合中心做一小切口,插入充满生理盐水的膀胱插管,收紧缝线关闭切口,防止尿液外漏。

(4)尿道插管术　若是雄性动物,可用小号导尿管(应事先浸泡在液体石蜡中)直接插入雄性动物的尿道,深5~7 cm(其方法与临床上为患者进行导尿类似),观察尿液流出通畅,即可记录。

(郑恒)

任务 4　机能实验常用仪器与设备的使用

【任务要求】

(1)学习机能实验常用手术器械的使用。

(2)认识和了解机能实验常用仪器和设备的性能和使用。

【知识目标】

(1)了解机能实验观察指标的记录原理。

(2)了解机能实验的常用方法。

【技能目标】

(1)初步学会机能实验常用手术器械的使用。

(2)初步认识常用仪器和设备的性能和使用。

(3)学习和了解各种仪器设备的连接方法。

【态度目标】

(1)养成严肃认真的工作作风。

(2)培养严谨科学的工作态度。

(3)逐步形成求真务实的科学思维。

【实施步骤】

(一)实验准备

(1)实验环境:机能实验室。

(2)仪器设备:蛙类手术器械,生物信号采集系统。

(3)试剂用品:任氏液,大、小烧杯,线,纱布等。

(4)实验人员:阅读实验教程,预习实验手册,穿工作服,备手套。

(5)实验对象:青蛙或蟾蜍。

(二)实施与检查

(1)分组熟悉和练习常用实验器械与设备的使用。

（2）分组以蛙类动物为实验对象,练习基本操作技术。

（三）分析与讨论

（1）结果分析。

（2）环境评价:小组轮值,对实验环境进行清洁和整理,组员协助共同完成实验仪器和设备的清洗、清点,关闭电源。

（3）互相评价:分享和总结实验的经验与教训。

【注意事项】

（1）不要随便开启未知的实验设备和仪器,以免损坏。

（2）实验环境注意保持安静、整洁。

【思考与探索】

（1）在机能实验中,常用的手术器械与临床应用有何相同和不同之处?

（2）对于各种设备的连接与使用有何要求?

知识链接

机能实验常用手术器械

一、蛙类手术器械

1. 剪刀 粗剪刀用来剪断青蛙和蟾蜍的脊柱或四肢骨骼;眼科剪用来剪开皮肤和肌肉等组织(图 1-4-1)。

2. 镊子 中号组织镊(有齿镊)用于夹持组织、肌腱和牵提切口处的皮肤;眼科镊有直、弯两种,用于夹取和分离细软组织,如血管、神经、黏膜等(图 1-4-2)。

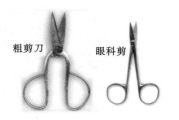

图 1-4-1 剪刀

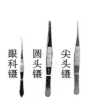

图 1-4-2 镊子

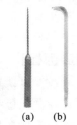

图 1-4-3 金属探针、玻璃分针

3. 金属探针 金属探针又称刺蛙针,是一支实心的金属条,用于破坏脑和脊髓(图 1-4-3)。

4. 玻璃分针 玻璃分针是一支实心的、两头弯尖的玻璃棒,用于分离神经和血管等组织(图 1-4-3)。

5. 锌铜弓 锌铜弓又名 Galvani 叉,是由铜条和锌条组成两臂,用锡在两者一端焊接而成(图 1-4-4)。应用时,叉子的两臂形成了短路的、原始的 volca 电池的两个电极,被刺激的组织即为电解质。在解剖标本时,常用它对神经、肌肉标本施加刺激,从而检查神经、肌肉的兴奋性,或以它来刺激神经以判断神经的哪一个分支通到哪块肌肉。

6. 蛙心夹 通常用不锈钢丝做成,使用时将一端夹住心尖,另一端借助缚线连于换能器,以进行心脏活动的描记(图1-4-5)。

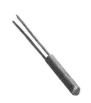

图1-4-4 锌铜弓

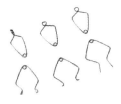

图1-4-5 蛙心夹

图1-4-6 蛙心插管

7. 蛙板 木质蛙板用于固定青蛙或蟾蜍,使用时用蛙足钉(或图钉)将蛙前后足钉在蛙板上,以便进行实验操作。玻璃蛙板大小与木质蛙板相同,用于蛙的离体组织器官制备。

8. 蛙心插管 一般为直形插管,插入动脉和静脉,借以进行器官灌流实验(图1-4-6)。

二、哺乳类手术器械

1. 手术刀 动物实验中手术刀多用来切开皮肤和脏器,不要随意用其切其他软组织,以减少出血,注意刀刃不要碰及其他坚硬物质。手术刀通常由刀片和刀柄两部分组成。刀片按形状分为圆刃、尖刃和弯刃三种(图1-4-7)。刀柄的末端刻有号码,常用的有4号、7号和11号。使用时刀体和刀柄要选配适当,刀片安装时用持针钳夹住刀片前端背侧,将刀片的缺口对准刀柄的前部,稍用力向后推即可装上;使用后用持针钳夹住刀片尾部背侧,稍用力提起刀片向前推即可卸下(图1-4-8)。

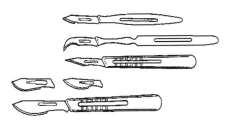

图1-4-7 手术刀

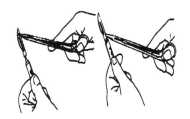

图1-4-8 装卸刀片

正确的执刀方法有四种,如图1-4-9所示。①执弓式:最常用的一种执刀方式,动作灵活,使用范围广泛,可用于腹部、颈部或股部的皮肤切口。②执笔式:用于切割切口较短小、轻柔而精确的操作,如解剖血管、神经、腹膜等。③持握式:用于切割范围较广、用力较大的操作,如截肢、切开较长的皮肤切口等。④反挑式:用于向上挑开,以免损伤深部组织。

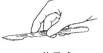

(a)执弓式

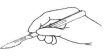

(b)执笔式

(c)持握式

(d)反挑式

图1-4-9 四种执刀方法

2. 手术剪　手术剪刃薄、锐利,有直、弯两型(图 1-4-10)。直剪在动物实验中常用来剪皮肤、皮下组织和肌肉等软组织;弯剪则用来剪动物的体毛。根据功能和用途,又可分为线剪、眼科剪等。线剪前端直而尖,用以剪线和敷料。眼科剪专用于剪神经、血管等细软组织,不可用来剪其他东西,以免钝化刀刃。眼科剪也有直、弯两种。正确的执手术剪姿势如图 1-4-10 所示,即用拇指与无名指持剪,示指置于手术剪侧方。

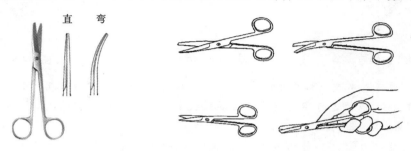

图 1-4-10　手术剪及正确的持剪法

3. 手术镊　手术镊分为有齿镊与无齿镊两种(图 1-4-11(a)),并有大小之分,常用中号镊子。有齿镊(也称组织镊)的前端有钩齿,用于牵提切口处的皮肤或坚韧的筋膜;无齿镊用于夹捏较大或较厚的组织和牵拉切口的皮肤。眼科镊有直、弯两种,用于镊夹细软的组织,如血管、神经、黏膜等。正确的执镊方法如图 1-4-11(b)所示,即以拇指对示指和中指,轻稳、用力适当地把持。

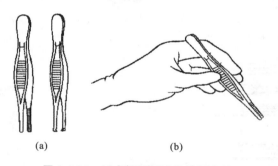

(a) (b)

图 1-4-11　手术镊及正确的执镊方法

4. 血管钳　血管钳也称止血钳,其形状有直、弯两大类,每一类又有大、中、小之分(图 1-4-12)。血管钳除用于止血外,还可以用来分离组织、夹持组织等。其中蚊式血管钳较细小,适用于精细手术中的止血和分离;直血管钳多用于浅部组织或皮下组织止血;弯血管钳多用于深部组织的止血和分离。执血管钳的姿势与执手术剪的姿势相同。开放血管钳的手法:利用右手已套入血管钳环口的拇指与无名指相对挤压,继而以旋开的动作开放血管钳。

5. 组织钳　组织钳又称鼠齿钳、Allis钳(图 1-4-13),头端有一排细齿,弹性较好,用于夹持皮肤、筋膜或即将被切除的组织器官。

6. 持针钳　其基本结构与血管钳的相似,但前端较粗短,柄长,钳叶内有交叉齿纹,可使夹持缝合针稳定,在缝合时不易滑脱(图 1-4-14)。持针钳除用于夹持缝合针外,有时也用做器械打结。

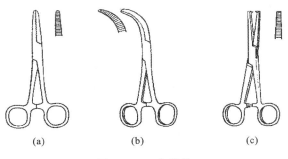

图 1-4-12　血管钳

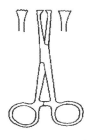

图 1-4-13　组织钳

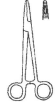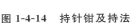

图 1-4-14　持针钳及持法

7. 缝针和缝线　常用缝针分为直针和弯针两类,弯针又分为三角针和圆针。三角针针尖截面呈三角形(三刃形),针体截面为圆形(或方形),用以缝合皮肤、韧带、瘢痕等组织。圆针针尖及针体的截面为圆形,主要用于内脏及深层组织的缝合。缝线分为可被组织吸收和不可被组织吸收两大类,根据其原料来源分为自然纤维和人工合成纤维两类。动物实验常用的缝线有桑蚕丝线、棉线和尼龙线。

8. 气管插管　气管插管分为玻璃与金属两种,根据大小可分为犬用与兔用两种。鼠用气管插管可用玻璃硬塑料管自行制作。急性动物实验时行气管插管的目的是为了保证动物的呼吸道通畅(图 1-4-15)。

(a)犬用气管插管　　(b)兔用气管插管　　(c)鼠用气管插管

图 1-4-15　动物气管插管

9. 塑料插管　可根据动物管道口径的大小用硬塑料材料自行制作。动脉插管在急性动物实验时插入动脉,另一端接水银检压计或换能器,以记录动脉血压。静脉插管时插管一般在插入静脉后固定,以便在实验过程中测定中心静脉压或随时通过插管向动物体内注射各种药物和溶液。输尿管插管一般在插入输尿管后固定,以便在实验中测定尿量和尿液的性质(图 1-4-16)。

10. 动、静脉夹　用以阻断动物的动、静脉血流。

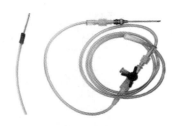

图 1-4-16　塑料插管

11. 其他器械　咬骨钳用于打开颅骨和骨髓腔时咬切骨质;颅骨钻用于开颅钻孔;三通阀可按实验需要改变液体流通量的方向,以便给药、输液和描记动脉血压。此外,注射器、针头和输液器等,也是常用物品。

机能实验常用仪器与设备

一、生物信号

机能实验主要以动物为实验对象,观察和研究机体功能和代谢变化,机体的功能和代谢变化以生物信号的形式表达,生物信号可反映机体的功能和代谢状态,其中有一些是在生理过程中自发产生的,如血压、心电信号、体温、血液氧分压、神经细胞动作电位等;另一些信号是外界施加于机体,机体响应后再产生出来的,如超声信号、同位素信号、X射线信号、血药浓度等。人的感官对绝大多数的生物信息不能直接感知,需要借助仪器设备对其进行观察和测量。机体是一个包含成千上万信息的复杂信号源,一般可将生物信号分成三大类。

1. 化学信号　化学信号是机体各种生命物质的化学组成成分和机体内的物质含量,它反映了各种生命物质及代谢产物等的化学特性,一般需要用相关生化分析仪测定。

2. 生理信号　生理信号包括生理信息和心理信息,如血压、呼吸、脉搏、肌张力、视觉、情绪等。生理信号收集器件是换能器。换能器是一种能将机械能、化学能、光能等非电量形式的能量转换为电能的器件或装置。生理信号的基本特性为低频(直流)、低幅。

3. 物理信号　物理信号包括生物电、生物声、生物光、生物磁等。生物电主要以心电图、脑电图、皮肤电、细胞电位等方式表现。生物电信号的收集器件是电极。电极是将离子电流转换成电子电流的一种器件。生物电的基本特性为低频、低幅、源阻抗大。

机能实验会涉及上述三类生物信号,但各有侧重。在化学信号中比较侧重于机体内物质含量的信号,如血糖浓度等;在生理信号中主要研究肌张力、血压、血流量等生理指标;在物理信号中目前以研究生物电、生物声为主。

二、生物信号处理原理与设备

在机能实验中多数实验通过观察和测量生物信号来了解机体功能代谢的情况,在实验过程中,实验对象(动物)的信号反映了机体功能代谢的情况,通过换能器从实验对象收集生物信号并转换成电信号,这种电信号(比较微弱)经记录测量仪器的放大并以人感官所能感知的信息形式显示和记录下来。对实验对象施加刺激,则反映机体功能代谢变化情况的信号也相应改变,对这些变化的信号进行分析,便可获知机体功能代谢的变化情况。

动物机能实验仪器与装置一般由五大部分组成,即刺激系统、探测系统、信号调节系统、显示和记录系统、实验对象(机体或离体组织)生命维持设备(图1-4-17)。

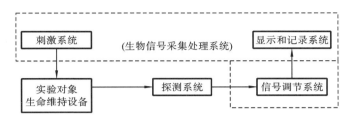

图 1-4-17 动物机能实验仪器与装置

1. 刺激系统 为使机体或离体组织细胞兴奋,需要给予多种刺激因素,如光、声、电、温度、机械因素及化学因素等都可使可兴奋组织产生相应的反应。但在机能实验中常用的刺激装置为电子刺激器。电刺激易于控制,对组织没有损伤或损伤较小,大多数组织都能接受刺激产生反应。

(1)锌铜弓:将锌片及铜片的一端相连接,而另一端分离所制成的弓状或镊子状实验用具。

(2)电子刺激器:发出电脉冲用以引起组织兴奋的仪器,常采用方波输出(图1-4-18)。由于电刺激在刺激频率、强度及持续时间方面容易精确控制,故生理实验中常用电脉冲作为刺激。电子刺激器常有的刺激方式是单刺激和连续刺激,其刺激强度、刺激波宽、刺激频率和延长时间均可调。许多生物信号采集处理系统内包含程控电子刺激器。

图 1-4-18 电子刺激器

(3)刺激电极:具体如下。①普通电极:两根银丝装在绝缘框套内,一端通过电线与电子刺激器输出端相连,以引导电刺激脉冲;另一端使银丝裸露少许,以便与组织接触而施加刺激。②保护电极:将两根银丝包埋在绝缘框套内,一端通过电线与电子刺激器输出端相连;另一端挖有空槽,银丝在空槽内裸露少许;保护电极主要用于刺激在体的神经干,以保护周围组织免受刺激。

2. 探测系统 生物信号可分为电信号和非电信号两大类。若某些生理过程本身就伴随着电变化,如心脏活动时产生心电、神经和肌肉组织兴奋时产生动作电位等,只要用一对电极就可以将其电变化引导出来。而在生物机体中,如呼吸、体温、血压等许多生理活动的信息,若要将其引导出来,必须通过一定的装置将非电量的变化转变为电量变化,然后经过放大,加以显示或记录。对于这些非电信号的生物信息及生理活动,要用被称为换能器的装置将其引出来。

(1)测量电极:电极将生物机体产生的生物电变化引导出来,即将离子电流转变为电子电流,然后送到放大器的输入端进行放大。在生物测量记录中,由于实验研究工作的要求不同,所选用的电极类型也就不同。一般常用的有金属电极和玻璃微电极。

（2）换能器：在生物医学中也称传感器。换能器是一种能将机械能、化学能、光能等非电量形式的能量转换为电能的器件或装置。在生物医学上,换能器能将人体及动物机体各系统、器官、组织直至细胞水平及分子水平的生理功能或病理变化所产生的非电量变化(如体温、血压、血流量、呼吸流量、脉搏、生物电、渗透压、血气含量等)转换为电量变化,然后送至电子测量仪器进行测量、显示和记录。

国内生产换能器的厂家有很多,现介绍一些换能器。

① JZ100 型张力换能器(图 1-4-19)：采用金属弹性梁,可根据机械力的大小,选用不同厚度的弹性金属,即张力换能器有不同的量程。具体量程如下：0～5 g,0～10 g,0～30 g,0～100 g,0～300 g,0～500 g。使用注意事项：a.在使用时不能用手牵拉弹性梁和超量加载。张力换能器的弹性梁的屈服极限为规定量程的 2～3 倍,如 50 g 量程的张力换能器,在施加 150 g 力后,弹性梁将不能恢复其形状,即弹性梁失去弹性,换能器被损坏。b.防止水进入张力换能器内部。张力换能器内部没有经过防水处理,水滴入或渗入张力换能器内部会造成电路短路,损坏张力换能器,累及测量的电子仪器。c.张力换能器调零时,不得用力太大。d.张力换能器初次与记录仪(或生物信号采集处理系统)配合使用时,需要定标。

② YP100 型压力换能器(图 1-4-20)：它能将压力的变化转换成电能形式,再经记录仪本身放大后输出。测量范围因型号不同而异,有 -10～+10 kPa 和 -10～+40 kPa 两种类型。压力换能器上面有一透明罩,透明罩与两根塑料管相连,一根为排气管,一根接血管套管。使用时,整个外界管道系统应充满液体而没有空气,可从排气管中赶出气泡,然后夹闭。使用注意事项如下：选择合适量程的换能器；严禁用注射器从侧管向闭合测压管道内推注液体；避免碰撞,轻拿轻放,以免断丝；初次与记录仪(或生物信号采集处理系统)配合使用时,需要定标。

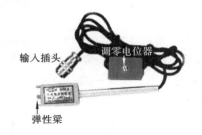

图 1-4-19　JZ100 型张力换能器

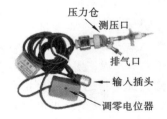

图 1-4-20　YP100 型压力换能器

③ 其他类型换能器：如绑带式呼吸换能器、呼吸流量换能器(图 1-4-21)等。

3.信号调节系统　从探测系统获得的生物信息常常是微弱的,甚至湮没于噪声之中,微弱信号被检测后需经放大才能显示或记录。

（1）前置放大器：动物组织受刺激时的兴奋反应,可用示波器进行观察。但因生物信号常很微弱,仅靠示波器的放大有时仍不够。因此,在接示波器前,往往要预先进行一次放大,进行这种放大的放大器,称为前置放大器。前置放大器常有平衡、时间常数、高频滤波和增益(即放大倍数)等参数可调,如图 1-4-22 所示。

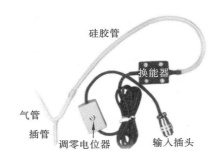

图 1-4-21 呼吸流量换能器

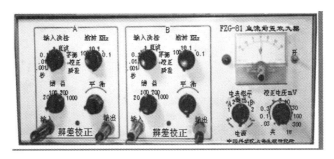

图 1-4-22 前置放大器

（2）微电极放大器：在机能实验中广泛应用玻璃微电极，在细胞内记录细胞的静息电位和快速变化的动作电位、终板电位，在细胞外记录神经元的单位放电。

4. 显示和记录系统　在机能实验中，各种生理现象均需要进行记录，以便观察和测量。经典的记录装置是记纹器，而直接或间接的生物电信号则使用示波器与示波照相或生理记录仪进行观察和记录。

（1）示波器：电生理学实验室的一种最基本的仪器。由于电子流的惰性基本上为零，所以，能够得到电位快速变化的曲线图。对于上升时间很快的神经和肌肉动作电位，电子示波器也能不失真地显示出来，以便进行观察，也可用示波照相机加以拍摄记录。电子示波器的种类也很多，有普通示波器、慢扫描示波器、双线示波器、记忆存储示波器等。目前在电生理学实验室常用的是双线示波器（图 1-4-23）。

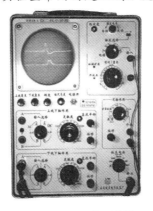

图 1-4-23 双线示波器

（2）生理记录仪（图 1-3-28）：能将电或非电生理信号以波形形式显示和记录的仪器。机体的生理活动有各种表现：有些是体内产生的电位变化，如脑电、心电、肌电等，可以用电极直接测量描记；有些是位移、压力或排泄等其他变化，如肌肉收缩、血管搏动、血压波动、尿液分泌等。这些通过换能器转变为电压后，也可以测量描记。

使用注意事项如下：其墨水笔的笔杆是由很细的导管和加强板组成，笔尖多由耐磨的合金或人造宝石组成。为了防止导管堵塞，墨水必须纯净，不能带有小颗粒杂质，仪器长时间不用时，应该清洗导管及墨水壶，以防墨水在导管中干涸；在接入信号前，应该把灵敏度调节到最低挡，然后逐渐加大灵敏度，若输入信号过大，有可能将笔杆打弯，或使动圈变形或错位，从而损坏笔杆。

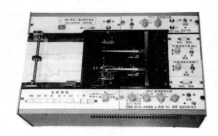

图 1-4-24　生理记录仪

5. 实验对象（机体或离体组织）生命维持设备

（1）动物人工呼吸机：在生理学实验中，经常用动物人工呼吸机控制动物呼吸，如开胸实验、肌松剂实验和麻醉药过量实验。

（2）恒温槽：在进行离体器官、组织实验时，将某些器官或组织从体内取出，放入特定的生理代用液中，为了建立与动物机体内环境基本相似的人工环境，一般需恒温灌流。数控恒温槽可泵出恒温水，为小肠平滑肌、血管、气管和子宫等离体组织灌流装置和 Langendorff 心脏离体灌流装置等提供恒温环境。数控恒温槽具有精度恒温、抗干扰能力好和一机多用等特点，在生理学实验等领域中已广泛应用。

（3）离体组织灌流装置：改良型设备，它改用恒温槽恒温泵水，增加了恒温生理代用液加液进出口，增加了进氧口，配备了微调固定器，省时省力，可提高实验成功率，同时可方便串联恒温供水。此装置可应用于血管、气管、膈肌和子宫等离体组织实验。

（4）Langendorff 心脏离体灌流装置：心脏离体灌流的必需设备。Langendorff 心脏离体灌流装置，在恒温、多管给药、心脏及辅助设备的固定等方面进行了多项改进。

（5）神经屏蔽盒：在神经干实验时，需引导神经干的电变化，隔离、屏蔽 50 Hz 及以上的工频干扰是必需的。神经屏蔽盒外壳是金属，外壳接地即可。神经屏蔽盒中配有相应的银丝，可作为刺激和电位引导电极。神经屏蔽盒还有防止神经干干燥的作用。

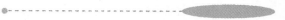

（郑恒）

任务 5 机能实验计算机教学系统的使用

【任务要求】

（1）学习生物信号采集处理系统的使用。

（2）学习机能虚拟实验系统的使用。

【知识目标】

（1）了解生物信号采集处理系统的组成和工作原理。

（2）了解机能虚拟实验系统的组成和基本原理。

【技能目标】

（1）学会生物信号采集处理系统的基本操作。

（2）熟悉机能虚拟实验系统主要的实验项目操作。

【态度目标】

（1）培养自主学习的好习惯。

（2）培养严谨科学的工作态度。

（3）逐步形成求真务实的科学思维。

【实施步骤】

（一）实验准备

（1）实验环境：机能虚拟实验室。

（2）仪器设备：机能虚拟教学系统。

（3）试剂用品：略。

（4）实验人员：阅读实验教程，预习实验手册，穿工作服。

（5）实验对象：略。

（二）实施与检查

（1）每人一套机能虚拟实验教学系统，配有耳机。

（2）按学习指导要求，独立观看和学习机能虚拟实验教学系统的操作与使用。

（三）分析与讨论

（1）结果分析：按要求完成相关实验项目的复述，完成思考题。

（2）环境评价：小组轮值，对实验环境进行清洁和整理，组员协助共同完成实验仪器和设备的清点，关闭电源。

（3）互相评价：分享和总结实验的经验与体会。

【注意事项】

（1）不要随便开启未知的实验设备和仪器，以免损坏。

（2）实验环境注意保持安静、整洁。

【思考与探索】

在机能实验中,应如何应用计算机技术？计算机技术在医学实验中如何发挥作用？

知识链接 ··································

生物信号采集处理系统

近年来随着计算机技术的迅猛发展和普及,以及信号实时采集处理技术日趋成熟,生物信号采集处理系统已在机能实验室得到广泛应用。一台生物信号采集处理仪往往具有对多个生物信号放大、记录、信号输出和刺激输出的功能,有的还具有对信号进行滤波、微分和积分的功能。生物信号采集处理系统(图1-5-1)能替代目前机能实验教学中使用的前置放大器、示波器、记录仪、监听器和刺激器,甚至可替代微分器和积分器。计算机在机能实验中的应用,加速了机能实验改革的步伐,有利于实验仪器的改进、新实验内容的开辟、定性实验向定量实验改变、实验效率的提高和实验数据的智能处理,为深化现有实验和开设新的实验提供了非常好的实验平台。

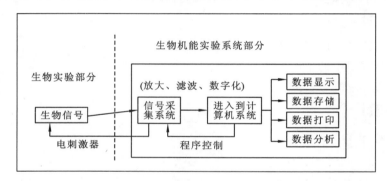

图1-5-1 生物信号采集处理系统的基本结构示意图

一、生物信号采集处理系统的基本结构

我国目前使用的生物信号采集处理系统多达十余种,因制造商使用的风格和开发的年代不同,相互之间存在着一定的差异,如成都泰盟科技有限公司生产的BL-420F生物机能实验系统、南京美易科技有限公司生产的MedLab生物信号采集处理系统等。虽然不同的产品有不同的特点,但其基本的结构形式和管理过程有共同之处。生物信号采集处理系统由两部分组成:一是通用的数字计算机,包括CPU、输入输出单元;二是专用的机能实验系统,包括程控电子刺激器、程控放大器、图像捕捉卡、模/数(A/D)转换器等硬件和相应的管理软件所组成。硬件部分目前有两种形式,即内置式USB和外置式USB,其基本功能一样。

生物信号采集处理系统由硬件与软件两部分组成。硬件主要完成对各种生物电信号(如心电、肌电、脑电等)与生物非电信号(如血压、张力、呼吸等)的调整、放大,进而对信号进行模/数(A/D)转换,使之进入计算机。软件主要用来对信号调整、放大、A/D转换的控制及对已经数字化了的生物信号进行显示、记录、储存、分析处理及打印。其工作原理如图1-5-2所示。

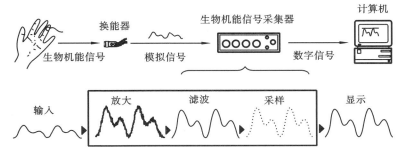

图 1-5-2 生物信号采集处理系统工作原理示意图

1. 硬件平台 生物信号采集处理系统利用微型计算机实现对生物信号的采集和处理,不同的计算机生物信号采集处理仪对计算机的要求有所不同。国产计算机生物信号采集处理仪要求以普通 PC 机为硬件平台,MacLab 则要求以 Macintosh 计算机为硬件平台。生物信号采集处理系统与计算机的连接方式如下。

(1)通过计算机的 ISA 槽口连接,其信号采集卡插在计算机主板的 ISA 槽口上。现在生产的计算机,其主板上很少有 ISA 槽口。这种类型的仪器现已经被逐步淘汰。

(2)通过计算机的 USB 接口连接,Pentium Ⅱ 及以上的计算机都有 USB 接口。采用 USB1.1 接口的仪器,其命令和数据传输不是很好。USB2.0 接口可满足该类仪器的命令和数据传输的需要。

(3)通过计算机的 EPP 接口连接,目前生产的计算机都有 EPP 接口。其命令和数据传输比较可靠。有的仪器通过计算机的 PCI 接口、RS-232 接口连接。

生物信号采集处理仪硬件设计有两种类型:一种是外置型,如 MacLab、PowerLab、RM6240A/B/C、PcLab-UE、MedLab-U、BL-420、DS-WSⅡ 计算机生理实验系统等,这类仪器将调理仪或多功能放大器、刺激器等外置仪器用数据线与计算机相连;另一种是内置型,如 PcLab/MedLab-E、BL-410、Doctor-951 超级实验站等,这类仪器将所有部件都安装在计算机内部。

2. 软件平台 生物信号采集处理仪需借助计算机的操作系统进行工作,生物信号采集处理仪根据其对操作系统的要求可分为 DOS 系统、Mac™OS 系统和 Windows 系统三种。

(1)DOS 系统生物信号采集处理仪。早期的国产计算机生物信号采集处理仪,如 MS-302 多媒体生物信号记录分析系统、Doctor-951 超级实验站等都是属于此类。这些仪器因其操作不方便、数据处理功能有限、网络功能差,目前正逐渐被 Windows 系统生物信号采集处理仪所替代,就像 Windows 替代 DOS 一样。有些 DOS 系统生物信号采集处理仪,也可在 Windows 下启动工作,其界面和操作与 Windows 的应用软件相似,但数据处理功能有限,不能或很难利用 Windows 的资源和网络功能。

(2)Mac™OS 系统生物信号采集处理仪。MacLab 是以 Macintosh 计算机为硬件平台的 Mac™OS 版生物信号采集处理仪,Macintosh 计算机和 Macintosh 操作系统在我国使用面不是很广。

（3）Windows 系统生物信号采集处理仪。这类仪器因具有良好的操作性、网络功能、共享 Windows 资源功能、强大的数据处理功能,已成为生物信号采集处理仪的主流机型,如国产的 RM6240A/B/C 生物信号采集处理系统、MedLab 生物信号采集处理系统、BL-420 生物机能实验系统和澳大利亚的 PowerLab 等。

3. 基本技术指标　生物信号采集处理仪的通道数一般为 3～4 个。多功能生物放大器有交流、直流耦合功能,能适应直流信号输入(如各种应变式换能器)和交流信号输入(如生物电)。频率响应为 DC～10 kHz,通频带内输入信号小于 10 μV(可将放大器输入端短路,增益调至最大进行测试),输入阻抗大于或等于 10 MΩ,共模抑制比大于或等于 80 dB,放大器增益多级可调。上述放大器的技术指标能满足普通机能实验的一般要求。生物信号采集处理仪的系统采样速率小于或等于 10 μs(采样频率 100 kHz),AD 位数大于或等于 12 位。国产计算机生物信号采集处理仪多数带程控刺激器,程控刺激器比一般的刺激器功能要强。

二、BL-420 生物机能实验系统

（一）系统概述

BL-420 生物机能实验系统是配置在计算机上的四通道生物信号采集、放大、显示、记录与处理系统。它主要由以下三个部分构成:IBM 兼容计算机、BL-420 生物机能实验系统硬件(图 1-5-3)和 BL-420F 生物信号显示与处理软件。BL-420 生物机能实验系统类型多种,如 BL-420E＋、BL-420F、BL-420A 及 BL-420S 等型号。

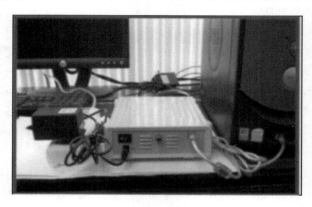

图 1-5-3　BL-420 生物机能实验系统硬件

BL-420 生物机能实验系统硬件是一台程序可控的,带四通道生物信号采集与放大功能的,并集成高精度、高可靠性及宽适应范围的程控刺激器于一体的设备,采用外置式结构。BL-420F 生物信号显示与处理软件利用计算机强大的图形显示与数据处理功能,可同时显示四通道从生物体内或离体器官中探测到的生物电信号或张力、压力等生物非电信号的波形,并可对实验数据进行储存、分析及打印。

（二）界面介绍

1. 硬件 在使用 BL-420 生物机能实验系统进行实验之前，首先应该将 BL-420 生物机能实验系统硬件通过 USB 接口与计算机进行连接，并接好电源线，即完成系统的硬件连接。

BL-420 生物机能实验系统为外置式，BL-420 生物机能实验系统的前面板包含有四个信号输入接口、一个二芯触发输入接口、一个三芯刺激输出接口、一个二芯计滴输入接口和一个电源指示灯。触发输入接口用于在刺激触发方式下，外部触发器通过这个输入口触发系统采样，CH1、CH2、CH3、CH4 是五芯生物信号输入接口（可连接引导电极、压力传感器、张力传感器等，4 个输入通道的性能完全相同），电源指示为蓝色发光二极管。后面板左边上部为电源开关，电源开关下面是一个 12 V 直流电源的输入接口，背板中间靠左为一个金属接地柱，中间靠下为监听输出接口，它直接与耳机或计算机音箱相连接，背板右下部为一个 USB 接口，它通过 USB 接口线直接与计算机上的一个 USB 接口相连，USB 接口上为 BL-420 生物机能实验系统的铭牌。

2. 软件 在 Windows 系统下安装 BL-420 生物机能实验系统的设备驱动程序与 USB 版本的 BL-420F 生物信号显示与处理软件。系统界面简介如图 1-5-4 所示。

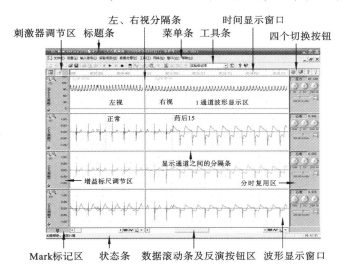

图 1-5-4 BL-420F 生物信号显示与处理软件主界面

主界面从上到下依次主要分为标题条、菜单条、工具条、波形显示窗口、时间显示窗口、数据滚动条及反演按钮区、状态条等；从左到右主要分为标尺调节区、波形显示窗口和分时复用区三个部分。在标尺调节区的上方是刺激器调节区，其下方则是 Mark 标记区。分时复用区包括控制参数调节区、显示参数调节区、通用信息显示区和专用信息显示区四个分区，它们分时占用屏幕右边相同的一块显示区域，可以通过分时复用区顶端的四个切换按钮在这四个不同用途的区域之间进行切换。

三、MedLab 生物信号采集处理系统

(一) 系统概述

MedLab 生物信号采集处理系统有 MedLab-E、MedLab-U/4C、MedLab-U/8C、MedLab-U/4CS 等多种型号。这里主要介绍 MedLab-E。MedLab-E 由硬件(图 1-5-5)与软件两大部分组成。硬件由 Med4101 型内置四通道生物信号放大器(内含刺激器)与 NSA4 型数据采集卡组成。Med4101 型程控放大器是独立四通道、高输入阻抗、高共模抑制比、双端输入、DC～10 kHz 带宽的高性能放大器。Med4101 型内置放大器中还集成了一个由单片 CPU 程控的刺激器。NSA4 型数据采集卡由单片机控制。数据以 DMA(直接内存存取)方式由 PC 机 16 位 ISA 总线完整快速传递至 PC 机内存,独立时钟工作,保证采样数据的间隔准确和不丢失数据,采样频率从 20～100 kHz(即采样间隔从 50 ms～10 μs),多档程控可调,数据分辨率为 12 位。MedLab 生物信号采集处理系统应用软件是标准的 Windows 98/2000 32 位应用程序,图形操作界面与微软其他应用程序风格相一致。

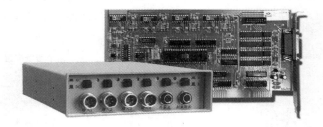

图 1-5-5　MedLab-E 硬件

(二) 界面介绍

1. 硬件　MedLab-E 为内置式,其仪器面板如图 1-5-6 所示。有四个通道输入接口(输入 1、2、3、4),四个通道输入端子采用五芯航空插座。该仪器为非全程控型仪器,其交、直流切换可通过通道上的按钮进行,按钮压下为 AC(交流)耦合,按钮抬起为 DC(直流)耦合。第 5 个按钮按下,刺激器标记显示于通道 4,抬起为正常信号输入。第 6 个按钮按下去为正极性刺激波形输出,抬起为负。四个输入通道均设置放大器偏置调零旋钮。输出刺激电压,刺激波形为方波。

2. 软件　MedLab 应用软件安装、卸载容易、简单,对硬件无特殊要求,不占用 PC 机特殊资源,使用者不必进行调整微机端口等复杂操作,做到即装即用,十分快捷方便。

生物信号采集处理系统使用专用的 Windows 98/2000 设备驱动程序,它可以有效、完整地将硬件采集数据从 PC 机内存中传送到上层应用程序。全部用鼠标点击操作,多窗口运行可边采样边处理数据,采样窗口大小随意调节,X、Y 轴压缩扩展自如,支持所有打印机,网络资源共享,并且能与其他 Windows 应用程序资源,如 ACCESS、Excel、Word 等进行无缝对接,共享数据。

MedLab-E 应用软件能完成对系统各部分进行控制和对数字化的生物信号进行显示、记录、存储、处理、数据共享及打印输出等功能,其主界面如图 1-5-7 所示。

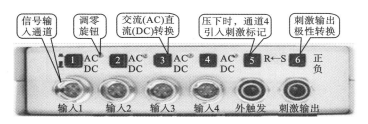

图 1-5-6 MedLab-E 仪器面板

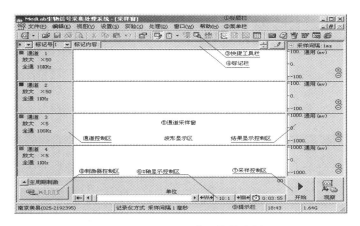

图 1-5-7 MedLab-E 应用软件主界面

四、RM6240 生物信号采集处理系统

(一) 系统概述

RM62 系列生物信号采集处理系统有多种型号,其中 RM6240B 和 RM6240C 是国产同类仪器系统中可用于人体的医疗仪器级产品。RM6240 生物信号采集处理系统集生物信号采集、放大、显示、记录与分析为一体,采用外置式结构,有 EPP 和 USB 两种类型接口。

(二) 界面介绍

1. 硬件 仪器采用 12 位 A/D 转换器,采样频率 100 kHz(并口机型)或 200 kHz(USB 高速机型),全程控调节控制。RM6240(图 1-5-8)有 4 个输入阻抗 100 MΩ 信号输入通道,频率响应为 DC~10 kHz。每一通道的放大器均可作为生物电放大器、血压放大器、桥式放大器使用,还可作肺量计(配接流量换能器)、温度计(配接温度换能器)、pH 计(配接 pH 放大器)等,具有记滴、监听、全隔离程控刺激器(刺激器自带刺激隔离器)功能。

2. 软件 RM6240 生物信号采集处理系统(图 1-5-9)适用于 Windows9x、Windows2000、Windows NT 和 Windows XP 操作系统,共享 Windows 资源,能与 Windows 实现数据共享,可快捷地将实验数据导入 Word、Excel 等通用软件中。

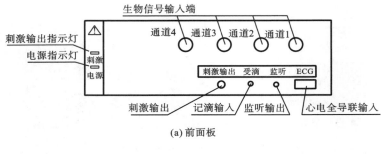

(a) 前面板

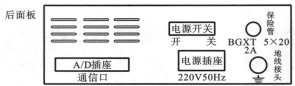

(b) 后面板

图 1-5-8　RM6240 生物信号采集处理系统前后面板

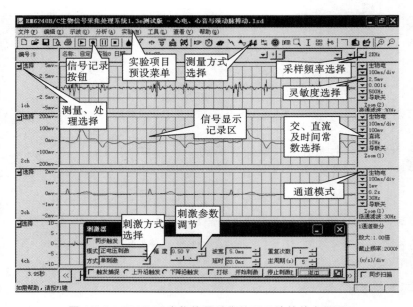

图 1-5-9　RM6240 生物信号采集处理系统软件主界面

五、MS4000U 生物信号采集处理系统

(一) 系统概述

MS4000U 生物信号采集处理系统包括硬件和软件,主要包括信号输入的选择电路、放大器、滤波器、A/D 转换、单片机、复杂可编程逻辑控制器(CPLD)、USB 接口、刺激器、计数器等。CPLD 和单片机管理着整个硬件的电路控制、数据的采集及通过 USB 将数据传输给计算机。

（二）界面介绍

1. 硬件 仪器前面板有八个输入口、两个输出口及两个指示灯（图 1-5-10），包括如下结构：心电、公共、CH1（通道 1）、CH2（通道 2）、CH3（通道 3）、CH4（通道 4）、大信号和外触发输入口；刺激器和监听输出口；电源指示灯（绿色），刺激器输出指示灯（红色）。后面板结构如下：电源开关、220 V 电源插座、USB 接口（与计算机 USB 口相接）；刺激器电流输出口。

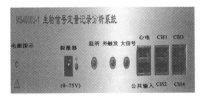 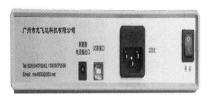

(a) 前面板   (b) 后面板

图 1-5-10 MS4000U 生物信号采集处理系统硬件前、后面板

2. 软件 MS4000U 软件是在 Windows 操作系统下运行的，能同时对四通道的信号进行独立操作、显示、记录、定量分析和打印输出的实时系统软件。

软件主界面分为如下五个部分：最上方的标题栏及其下方的主菜单；左侧的坐标区；中部的四通道图形显示区（又分为前台和后台视窗）；右侧的常用功能操作区；最下方的状态显示栏（图 1-5-11）。

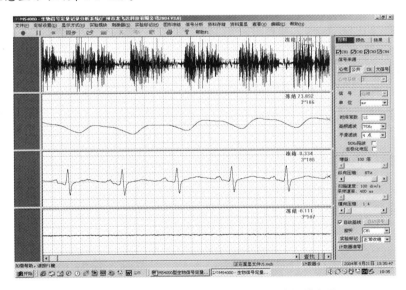

图 1-5-11 MS4000U 生物信号采集处理系统软件主界面

六、VBL-100 医学机能虚拟实验系统

（一）原理与作用

机能实验教学工作者经过长期努力，收集了大量的实验数据，充分分析实验的结果和研究反应的规律，再将这些实验数据写入相应的控制软件。该软件采用计算机虚

拟仿真与网络技术,运用客户/服务器的构架模式,涵盖了 50 多个机能实验的模拟仿真,由于模拟仿真实验无需实验动物,无需实验准备即可帮助学生理解实验的操作步骤及实验效果(图 1-5-12)。学生通过模拟实验不仅能反复观察同一种实验的过程和现象,加深对相应理论的理解,而且可使抽象的生命活动过程形象化。此外,还能完成实验技术难度较大、费用较高的实验内容,在开阔学生的视野方面起到一定作用。该系统对教师而言起到辅助教学的作用,对学生而言,则起到知识的预习、熟悉及强化的作用。

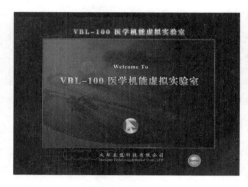

图 1-5-12　VBL-100 医学机能虚拟实验室启动界面

(二) 性能指标与特点

1. **优秀完整的体系架构**　系统采用客户机/服务器的模式,客户机上安装基本仿真软件,提供美观、人性化的操作界面,供学生使用,提高学生兴趣;服务器上存放大量的仿真实验素材,内容丰富,便于教师管理与日后的内容添加、系统升级与维护等。系统包含基础知识库(常见仪器设备、手术器械、实验常用药品及实验动物介绍)、实验准备室、动物房、生理实验仿真、药理实验仿真、病理生理实验仿真、机能实验网络考试等七个部分,结构完整,起到辅助教师实施真正多媒体教学的效果(图 1-5-13 和图 1-5-14)。

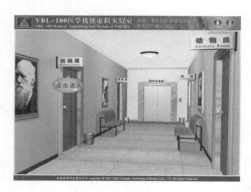

图 1-5-13　虚拟实验室项目界面

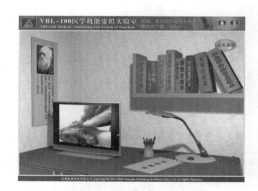

图 1-5-14　虚拟实验室资料室界面

2. **丰富翔实的仿真实验**　整个系统包含 50 多个仿真机能实验,涵盖了生理、药理、病理生理、人体生理及综合性实验的大部分内容,不仅可以辅助教学,还可以开拓学生的视野,达到事半功倍的效果。对于每一个仿真实验,要讲解实验原理、播放手术操作录像,将模拟实验操作步骤及实验曲线融合为一体,便于学生从整体上把握整个实验的内容。实验结果的模拟,对于机体在各种不同实验条件下产生的各种波形进行实时仿真,对于一些学生平时难以完成的实验起到示范的作用(图 1-5-15 和图 1-5-16)。

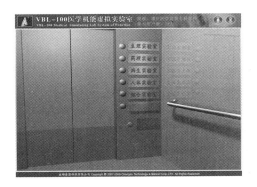

图 1-5-15 虚拟实验项目界面

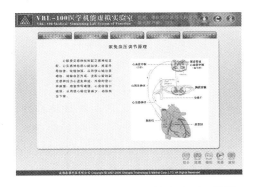

图 1-5-16 虚拟实验项目的实验原理界面

该系统提供了不同于以往机能学多媒体教学实验软件的差异化实验项目,以前的实验局限于使用生物信号采集处理系统完成的药理学实验项目,而现在从不同的方面引入了使用很多其他仪器完成的科研实验,如测试行为记忆的迷宫实验、测试镇痛效果的热刺痛实验、测试疲劳的跑步机实验等,均开创了虚拟实验的先河,拓展了学生的视野,拓宽了学生的知识面。该系统还可以进行各种药理学参数的计算,如 LD_{50}、半衰期等,使学生在进行药理学实验的同时理解各种药理学参数的意义及计算方法,帮助学生建立科研的思维能力(图 1-5-17 和图 1-5-18)。

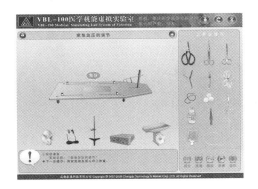

图 1-5-17 虚拟实验的操作界面

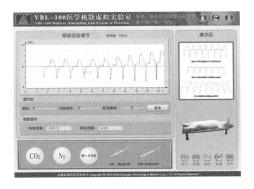

图 1-5-18 虚拟实验的波形记录界面

3. 无纸化的实验考核 无纸化的网络考试功能,既可以通过操作的方式考核学生的药物识别能力,又可以对学生的实验技能等基础知识进行答卷式考核,并自动评分。

4. 开放的系统 系统具有开发性,用户可以将自己的实验图片、实验录像、实验原理和操作的文字加入到系统中,从而扩充系统的适用性。

七、生理科学模拟实验系统

(一) 系统简介

生理科学模拟实验系统采用真实的动物实验数据,利用计算机多媒体技术,整套软件包含了生理、病理生理和药理26项实验。每项模拟实验基本由六个部分构成:实验目的、基本原理介绍;实验材料;实验方法(实验技术介绍,包括动物手术、离体器官组织标本制备;实验设备,包括装置原理、使用方法;实验结果);模拟实验;测验;思考题。

(二) 软件使用

(1) 在 Windows 桌面上双击快捷键 进入程序启动窗口(图1-5-19)。

(2) 点击鼠标左键启动窗口,进入模拟实验目录窗口(图1-5-20)。鼠标点击任一实验项目即可进入模拟实验项目窗口或实验项目标题窗口;点击下一页可显示其余的实验项目;点击生理科学实验总论即可进入实验基础知识、实验方法等有关内容;鼠标点击结束按钮,结束实验,程序退出。点击实验项目标题进入模拟实验项目窗口(图1-5-21)。

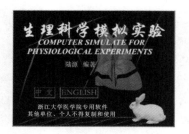

图 1-5-19 程序启动窗口

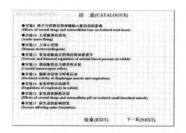

图 1-5-20 模拟实验目录窗口

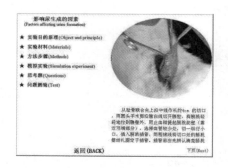

图 1-5-21 模拟实验项目窗口

(3) 模拟实验项目窗口左侧为菜单,菜单有如下内容。

① 实验原理(图1-5-22):鼠标点击可浏览用图片、文字介绍的实验原理(鼠标在卡片上移动,指针形状变为"手形"时,点击文字标题,可显示对应标题的图片或动画,鼠标点击"返回"标题,窗口退回到模拟实验项目窗口)。

② 实验材料:鼠标点击材料名称,有视频、图像、文字介绍实验材料的形态、性能、用途和使用方法。

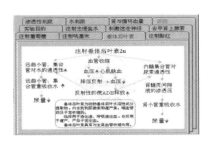

图 1-5-22　实验原理窗口

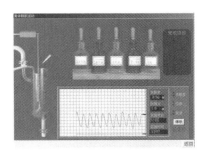

图 1-5-23　模拟实验操作窗口

③ 方法步骤：用视频、音频、图像、文字介绍实验的操作方法和步骤、实验仪器的连接、实验参数的设置和实验结果。

④ 模拟实验：鼠标点击模拟实验菜单，即可进入模拟实验操作窗口（图 1-5-23），对实验进行计算机模拟。

⑤ 打印窗口：打印实验数据。在记录仪上点击测量按钮，等待实验数据显示结束，用鼠标在记录纸上双击（如为示波器方式可直接双击示波器显示屏），弹出打印选择界面（图 1-5-24）。根据提示选择打印数据范围和份数并点击"预览"按钮，弹出打印预览窗口（图 1-5-25），等数据显示后（计算机速度慢，可能需要较长时间）点击"打印"按钮，预览的数据曲线送至打印机进行打印（应在启动程序前，通过运行 printersetup. exe 安装打印功能）。建议使用激光打印机，打印纸为 A4 纸。

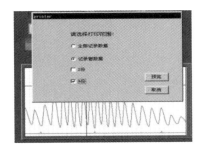

图 1-5-24　打印选择界面

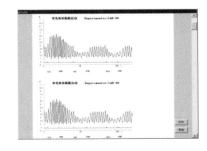

图 1-5-25　打印预览窗口

⑥ 思考题：选择思考题会出现相关实验的思考题。

⑦ 进行测验：选择测验，可进入测验窗口（图 1-5-26）。向红色输入框输入问题答

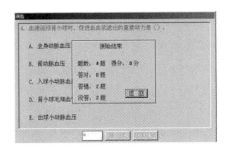

图 1-5-26　测验窗口

案"a、b、c、d、e "或"A、B、C、D、E"后,按"继续"按钮,再输入答案,反复进行,随时可按"结束测验"按钮结束测验,测验结果即刻显示,按"返回"按钮窗口退回到模拟实验项目窗口。

⑧ 返回:鼠标点击"返回"按钮退回到模拟实验目录窗口。

(郑恒)

模块二
机能状态变化的观察与分析

【模块描述】

　　人为地控制某些因素,记录生物体的信息变化,观察信息变化的规律和特征,分析引起信息变化的原因,对于阐明某些机体生命活动的特点、规律、机制及影响因素都具有重要的意义。

【关键词】

　　功能状态,观察指标。

任务 1　不同刺激强度和频率对骨骼肌收缩的影响

【任务要求】

　　(1) 制备坐骨神经-腓肠肌标本。

　　(2) 记录骨骼肌收缩曲线。

　　(3) 完成实验预习和分析报告。

【知识目标】

　　(1) 加深理解刺激与反应、兴奋与抑制、兴奋性与阈值的概念和关系。

　　(2) 掌握单收缩、不完全强直收缩和完全强直收缩的概念和意义。

【技能目标】

　　(1) 熟悉蛙类动物实验的基本知识和基本操作技术。

　　(2) 学习离体和在体坐骨神经-腓肠肌标本的制备。

　　(3) 初步了解生物信号采集处理系统的性能与使用方法。

　　(4) 了解医学急性实验的实验方法。

【态度目标】

　　(1) 培养认真、严谨的工作态度和尊重生命的价值观。

　　(2) 初步了解职业要求,逐步培养职业素养。

【实施步骤】

(一) 实验准备

(1) 实验环境:机能实验室。

(2) 仪器设备:生物信号采集处理系统,铁支架,张力换能器,微调固定器,肌动器,锌铜弓,蛙类手术器械等。

(3) 试剂用品:蛙钉,丝线,滴管,培养皿,小烧杯,大烧杯,任氏液等。

(4) 实验人员:阅读实验教程,预习实验手册,穿工作服。

(5) 实验对象:蟾蜍或青蛙。

(二) 实施与检查

1. 动物手术 坐骨神经-腓肠肌标本的制备可采用离体或在体的方法。离体和在体坐骨神经-腓肠肌标本的制备可参考模块一所述内容。

2. 实验装置连接

(1) 采用离体坐骨神经-腓肠肌标本时,将肌动器固定在铁支架的微调器上,且与换能器平行,并将标本中预留的股骨固定在肌动器上(图 2-1-1)。若是采用在体坐骨神经-腓肠肌标本时,可省略此步骤,实验装置的连接如图 2-1-2 所示。

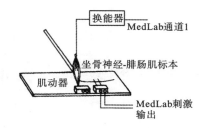

图 2-1-1 离体坐骨神经-腓肠肌标本实验装置

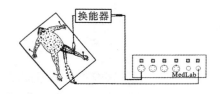

图 2-1-2 在体坐骨神经-腓肠肌标本实验装置的连接

(2) 将张力换能器(50 g 量程)用微调固定器固定在铁支架上,腓肠肌的跟腱结扎线固定在张力换能器的弹簧片上。调节微调固定器的上下转钮,使连线不宜太紧或太松,保持有一定的前负荷,张力换能器与实验台垂直。

(3) 把标本放在刺激保护电极上,保持神经与刺激保护电极接触良好。

(4) 生物信号采集处理系统的刺激输出连线接刺激保护电极。

3. 实验观察 用浸有任氏液的锌铜弓轻触坐骨神经或用刺激器刺激坐骨神经,观察腓肠肌的反应。

（1）观察不同刺激强度对腓肠肌收缩的影响。

① 开启计算机，启动生物信号采集处理系统，点击菜单，选择实验项目，调试相关参数。

② 选择和控制生物信号采集系统的采样参数（表 2-1-1），刺激模式可采用单刺激或主周期刺激的刺激方式，逐步改变刺激幅度（表 2-1-2）。

表 2-1-1　生物信号采集系统的采样参数表

通道	通道 1	通道 4
DC/AC	DC	记录刺激标记
处理名称	张力	刺激标记
放大倍数	50～100	5～50
Y 轴压缩比	4∶1	64∶1

注：采用记录仪采集信号，采样间隔为 1 ms，X 轴显示压缩比为 50∶1。

表 2-1-2　生物信号采集系统刺激器参数表 1

刺激器项目选择	刺激器参数选择
刺激模式	自动幅度调节
主周期	2 s
波宽	2 ms
初幅度	0.2 V
增量	0.02 V
末幅度	1 V
脉冲数	1
延时	1 ms

③ 逐渐增大刺激强度，找出刚能引起肌肉收缩的刺激强度，此强度即为阈强度（阈值），刺激强度达到阈值的刺激为阈刺激。

④ 继续增大刺激强度，观察肌肉收缩反应是否也相应增强。继续增大刺激强度，直至肌肉收缩曲线不能继续升高为止，找出刚能引起肌肉出现最大收缩的最小刺激强度，即为最大刺激。

⑤ 保存数据与图形，选取有效数据和图形进行打印或描绘记录。

（2）观察不同刺激频率对腓肠肌收缩的影响。

① 开启计算机，启动生物信号采集处理系统，点击菜单，选择实验项目，调试相关参数。

② 选择和控制生物信号采集系统的采样参数（与表 2-1-1 中数据一致）和刺激器参数（表 2-1-3），刺激模式可采用串刺激。

表 2-1-3　生物信号采集系统的刺激器参数表 2

刺激器项目选择	刺激器参数选择
刺激模式	自动频率调节
串长	2 s
波宽	2 ms
幅度	1 V
首频率	1 Hz
增量	5 Hz
末频率	50 Hz
串间隔	5 ms

③ 用最大刺激强度的不同频率按 1 Hz、6 Hz、11 Hz、16 Hz、21 Hz、26 Hz、31 Hz 逐步增加,分别记录不同频率时的肌肉收缩曲线,观察不同频率刺激时的肌肉收缩变化,从而引导出单收缩、不完全强直收缩和完全强直收缩。

④ 保存数据与图形,选取有效数据和图形进行剪切打印或描绘记录。

（三）分析与评价

（1）收集、整理实验结果,以备分析和讨论使用。

（2）处理动物与废物,清洗、清点仪器,还原保存设备,保持环境清洁,关闭电源。

（3）分享心得,相互切磋,正确评价。

【注意事项】

（1）在制作离体坐骨神经-腓肠肌标本分离两腿时,注意不要将坐骨神经剪断。

（2）游离坐骨神经时,应用玻璃分针,避免使用金属器械,操作过程中应避免强力牵拉和手捏神经或夹伤神经、肌肉。

（3）及时添加任氏液,保持标本湿润,以防标本干燥而丧失正常生理活性。

（4）每次刺激之后必须让肌肉有一定的休息时间,找准最大刺激强度,不能刺激过强而损伤神经。

（5）实验过程中,换能器与标本连线的张力尽量保持不变。

【思考与探索】

（1）为什么刺激坐骨神经能使腓肠肌发生反应?

（2）在一定范围内,在坐骨神经上增加刺激强度,骨骼肌收缩力会发生怎样的变化?为什么?

（3）如果刺激直接施加在肌肉上会出现什么现象?

知识链接 ------------------------------- •

实验观察指标的选择

机体进行生命活动时,会发出多种多样的生物信号。通过一定的方法即可引导出这些信号,经进一步放大和处理后可以用于显示和反映机体的功能变化。常用的反映机体机能活动及其变化过程的观察指标如下。

一、电生理指标

电生理指标来源于对生物电信号的采集与处理,常见的生物电信号包括神经干动作电位、神经放电、诱发电位、心电、脑电、肌电和胃肠电等。生物电信号一般比较微弱(微伏至毫伏级),频率较低且内阻较大,因此生物电信号的采集与放大需要专门的仪器和记录方法。

二、普通生理指标

普通生理指标主要是指伴随生命活动的一些机械信号,用传统的方法即可观察,采集相对较容易,包括以下几种。

(1)压力信号:如血压、胸内压和中心静脉压等。

(2)张力信号:如肌张力、肠管张力、蛙心搏动、呼吸运动等,现在均可通过相应的换能器转变成电信号并进行进一步处理。

(3)流量信号:测定流量一般用电磁流量计或超声多普勒法测量,但由于其仪器复杂,机能实验较少采用。测定尿量时,一般用记录滴数(简称记滴)的方法测定。

三、其他指标

体液 pH 值、血糖浓度、尿钠含量等生化指标,微血管口径、红细胞计数等形态学指标以及行为指标等,在机能实验中也会用到。随着研究的进步,机能实验观察指标的种类和精度都会不断增加和提高。一切能够反映生物机能变化的观察数据,都可成为机能实验的观察指标。

在选择机能实验观察指标时应注意以下几点。

1. 观察指标的灵敏性和可靠性 观察心血管活动及其某些因素对心血管活动的影响,可采用动脉血压、心率、心输出量和外周阻力为指标;观察呼吸中枢的节律性活动及其某些因素对呼吸运动的影响,可采用呼吸运动或膈神经放电为指标;观察某些因素对胃肠道运动的影响,可采用胃肠道蠕动或消化液的分泌为指标等。

2. 观察指标的可测性 可测量的指标能客观、精确地反映被观察的机体机能活动的变化及变化程度,从而消除主观或模棱两可因素对实验结果判断的影响。采用可测量的指标所获得的结果数据,可经统计学处理,以判定观察指标的变化是否显著、实验结果有无统计学意义。

3. 观察指标的可记录性 有些实验结果难以用仪器定量记录,但应能客观、具体、准确地描述或用摄像或照相的方法进行记录,如动物一侧小脑破坏的效应、微循环的观察等实验结果。

实验结果的记录与处理

一、实验结果的记录

实验结果的记录的准确性直接影响到实验分析和实验结论的准确性,因此,在实验过程中,实验记录要做到客观、具体、清楚和完整,要仔细地观察并及时记录每项实验出现的结果。若出现非预期结果或其他异常现象,也应如实记录。为了保证实验结果的真实、可靠,实验条件应始终保持一致,如环境温度、机体机能状态、刺激条件等均应保持前后一致。若有变动,应及时注明。实验中还应注意记录实验对照的资料。

二、实验结果的处理

实验记录的结果必须进行整理和分析,以明确实验结果的可靠性,分析其产生的原因或机制,揭示其变化的规律性,得出正确的结论。

1. 原始资料的处理 实验中得到的数据结果,一般称为原始资料,可分为计量资料和计数资料两类。计量资料是以数值的大小来表示某种变化的程度,如心率、血压值、尿量、血糖浓度等。这类资料可以从测量仪器中直接读出,也可以通过测量实验描记的曲线而获得。计数资料是按类别清点数目所得的结果,如动物实验中记录的存活或死亡数目、红细胞分类计数等。

对数据质量的评价一般包括三个方面,即数据的完整性、准确性和精确性。

2. 统计资料的处理 为了使实验数值更明确可靠,在取得一定数量的标本的原始资料后,即可进行统计学处理,找出其规律,进行适当的评价。常用的统计指标有率、比、平均数、标准差、标准误、相关系数等,相关统计方法请参考有关统计学教材或书籍。

三、实验结果的表示

实验结束后除对数据、资料进行必要的统计学处理以外,还可以通过设计和绘制图表,清晰明确地表达实验结果,便于比较和分析。

(一) 图

图是一种形象化的表达形式。表达结果最常用的图主要有线图、条图、点图、坐标图、描记图、照片等,要求主题明确真实,突出重点,线条美观,黑白分明,影像清晰。以前的线条图是用黑墨汁精绘在透明硫酸绘图纸上,现在多采用统计软件在计算机上作图,如 Sigma Plot、Prism 等专业绘图软件或常用办公软件 Office 中的 Excel 等,其常用尺寸为 127 mm×173 mm。纵、横坐标宜用细线,图中线条应稍粗。坐标刻度宜稀不宜密,其刻度要朝内。纵、横坐标内不要留过多的空白,图例尽量排在图内。照片要求清晰,层次分明。不易看懂之处可画箭头标示或附简单线条图说明。标本照片应在图内放置标记尺度。显微照片或电镜照片均需说明放大倍数和染色方法。若为原始记录图(如心电图、脑电图等),清晰者可剪贴于硬纸上或用黑色绘图墨水描记,保持线条清晰,图面清洁无折皱,以便于制版。照片背面应注明图序号,上、下、左、右位置,染色方法,放大比例和作者姓名,以防丢失、混淆或贴错顺序与方向。照片和原始记录图也可扫描后制成电子版图片,但必须有足够的分辨率。图在正文中用占三行稿纸的长方框标出其相应的位置。用阿拉伯数字标出图序,全文仅一幅图者,其图序可写为"图1"。图题要简明,一般少于 15 个字,写于图下。插图说明或图注应写在另一页纸上,并注明相同的图序。

凡属曲线记录的实验,应保持曲线记录的客观性,不可随意修改或取舍。对记录的曲线图进行整理时,应在图上标注说明,要有刺激记号、时间记号等。

(二) 表

医学论文中最常用的表是统计表,其次为文字叙述表或非统计表。一般用三线表,表内不用纵线和横线,取消端线及斜线。表题应简明,一般少于 15 个字,其末不用标点符号。栏目要合理,一般将观察项目列在表内左侧,由上而下逐项填写。表内右侧可按时间或数量变化的顺序或不同的观察指标,由左至右逐格写入。单位名称(如例、只、mg、kg、mmol/L、kPa、‰等)加圆括号集中写在栏目之后。各表用阿拉伯数字编号,全文只有一个表者可写为"附表"。表中同类的数据应竖排,计量单位项目保留的小数位要一致,上、下行数字的位数应对齐,合计数纵横要相符,表内数字必须与正文中相符。表宜少而精,凡用少量文字能交代清楚的则不用表,表的内容以数字为主,文字从简。表中可用非标准的缩略词,但须在表下注明。凡属测量性质的结果,应以正确的单位和数值定量,并将测量的数值列成表格。

法定计量单位的使用以《中华人民共和国法定计量单位使用方法》为准则,现就实际使用中的具体问题做简要介绍。

(1) 在阿拉伯数字后有计量单位时,一律用法定计量单位或用单位符号。如 2 cm、4 mg 等,不应写为 2 厘米、4 毫克等。

(2) 法定计量单位符号在句末,应采用相应的标点符号,在句中不加"。"号。

(3) 一组同一计量单位的数字,应在最后一个数字后标明计量单位符号,如 8、16、24 kg 等。

(4) 当叙述计量单位时,一般应写汉字,如"每升"不应写成"每 L"。

(5) 单位符号的字母一般用小写体。

(黄荣奇)

任务 2 神经干动作电位及其传导速度和不应期的测定

【任务要求】
进行"神经干动作电位及其传导速度和不应期的测定"虚拟实验。

【知识目标】
(1) 加深理解神经冲动形成和传导的原理。
(2) 强化动作电位的概念。
(3) 进一步了解影响神经冲动传导的因素和机制。

【技能目标】
(1) 学习机能虚拟实验教学软件的使用方法。
(2) 学会观察神经干的单、双相复合动作电位。
(3) 了解神经干动作电位传导速度的测定和记录方法。

【态度目标】
(1) 培养科学研究的兴趣。

(2) 培养自主学习的能力。

【实施步骤】

(一) 实验准备

(1) 实验环境:机能虚拟实验室。

(2) 仪器设备:生物信号采集系统,虚拟实验教学软件。

(3) 实验人员:阅读实验教程,预习虚拟实验教学软件使用说明,穿工作服。

(二) 实施与检查

(1) 打开电脑,点击电脑桌面的机能虚拟实验教学软件标志,进入"VBL-100 医学机能虚拟实验室"的"模拟实验室",选择"生理学实验"菜单中的"神经干的动作电位的观察与测定""神经干兴奋传导速度的测定"及"神经干兴奋不应期的测定"实验项目,进入具体实验项目后,根据提示即可分别进行相应的虚拟实验。

(2) 选择"神经干动作电位的观察与测定"实验项目,观察神经干的单、双相复合动作电位,分析和判别动作电位的波形,测量其波幅、时程及潜伏期。

(3) 选择"神经干兴奋传导速度和不应期的测定"实验项目,学习神经干动作电位传导速度和不应期的测定方法;观察低温对神经冲动传导速度的影响。

(4) 完成实验,退出机能虚拟实验教学软件。

(三) 分析与评价

(1) 收集、整理实验结果,以备分析和讨论使用。

(2) 清洁环境,关闭电源。

(3) 分享心得,相互切磋,正确评价。

【注意事项】

(1) 请认真按实验软件指示操作,不进行与本实验无关的操作,及时记录数据并绘制曲线。

(2) 在使用软件的过程中如有疑问,应及时请教指导教师。

【思考与探索】

(1) 何谓刺激伪迹? 有何意义?

(2) 随着刺激强度的逐步增加,神经干动作电位的振幅和波形有何变化? 为什么?

(3) 神经干双相动作电位的前、后相有何不同? 为什么?

知识链接 ·······························

膜片钳技术

1976 年德国马普生物物理研究所的 Neher 和 Sakmann 创建了膜片钳技术。这是一种以记录通过离子通道的离子电流来反映细胞膜单一的或多个的离子通道分子活动的技术。它和基因克隆技术并驾齐驱,给生命科学研究带来了巨大的前进动力。这一伟大的贡献,使 Neher 和 Sakmann 获得了 1991 年的诺贝尔生理学医学奖。

膜片钳技术是用玻璃微电极吸管把只含 1~3 个离子通道、面积为几平方微米的细胞膜通过负压吸引封接起来,由于电极尖端与细胞膜的高阻封接,在电极尖端笼罩下的那片膜事实上与膜的其他部分从电学上隔离,因此,其开放所产生的电流流进玻璃吸管,用一个极为敏感的电流监视器(膜片钳放大器)测量此电流,就代表单一离子通道电流。

膜片钳技术的建立,对生物学科学特别是神经科学是一个有重大意义的变革。这些技术的出现将细胞水平和分子水平的生理学研究联系在一起,同时又将神经科学的不同分野融汇在一起,改变了既往各个分野互不联系、互不渗透,从而阻碍了人们全面认识的发展的局面。

膜片钳技术被称为研究离子通道的"金标准",是研究离子通道最重要的技术。目前膜片钳技术已从常规膜片钳技术发展到全自动膜片钳技术。传统膜片钳技术每次只能记录一个细胞(或一对细胞),对实验人员来说是一项耗时耗力的工作,它不适合在药物开发初期和中期进行大量化合物的筛选,也不适合需要记录大量细胞的基础实验研究。全自动膜片钳技术的出现在很大程度上解决了这些问题,它不仅通量高,一次能记录几个甚至几十个细胞,而且在寻找细胞、形成封接、破膜等整个实验操作流程中实现了自动化,免除了这些操作的复杂与困难。随着全自动膜片钳技术的出现,膜片钳技术因其具有的自动化、高通量特性,在药物研发、药物筛选中显示了强劲的生命力。

膜片钳技术发展至今,已经成为现代细胞电生理的常规方法,它不仅可以作为基础生物医学研究的工具,而且直接或间接为临床医学研究服务。目前膜片钳技术广泛应用于神经科学、心血管科学、药理学、细胞生物学、病理生理学、中医药学、植物细胞生理学、运动生理等多学科领域的研究。

(黄荣奇)

任务 3　期前收缩和代偿性间歇的观察

【任务要求】
(1)制备在体蛙心标本。
(2)记录期前收缩和代偿间歇。
(3)完成实验预习和分析报告。

【知识目标】
(1)掌握期前收缩和代偿间歇的概念。
(2)熟悉心肌兴奋后兴奋性周期变化的规律和特点。
(3)学会分析期前收缩和代偿间歇产生的原理。

【技能目标】
(1)学会在体蛙心标本的制备。

（2）熟悉生物信号采集处理系统的使用。

【态度目标】

（1）培养认真、严谨的工作态度。

（2）养成实事求是的科学精神。

【实施步骤】

（一）实验准备

（1）实验环境：机能实验室。

（2）仪器设备：生物信号采集处理系统，铁支架，张力换能器，微调固定器，蛙类手术器械，蛙心夹，刺激电极等。

（3）试剂用品：丝线，滴管，烧杯，任氏液等。

（4）实验人员：阅读实验教程，预习实验手册，穿工作服。

（5）实验对象：青蛙或蟾蜍。

（二）实施与检查

1. 动物手术 在体蛙心标本的制备。

（1）破坏脑和脊髓：左手持青蛙（或蟾蜍），用示指下压其头部前端，拇指按压背部，使头前俯。右手持探针在头后缘枕骨大孔处垂直刺入皮肤，再将针折向前方插入颅腔，并左右移动捣毁其脑组织；然后将探针退出至枕骨大孔处，将针尖向后，插入椎管捣毁脊髓。待其四肢肌肉僵直消失、肌肉松弛、反射消失、无自发运动，即表示脑、脊髓已完全破坏。

（2）制备蛙心标本：用玻璃分针轻轻挑起心脏，暴露心脏。左手持镊子，夹起心包膜，右手持眼科剪，轻轻剪开心包膜，将心脏暴露。

2. 实验装置连接

（1）用连线的蛙心夹于舒张期夹住心尖，将连线的另一端连接张力换能器并固定于铁架台上，张力换能器连接生物信号采集处理系统通道 1。

（2）将刺激电极固定于铁架台上，使其两极与心室良好接触，另一端连接生物信号采集处理系统的刺激输出端（图 2-3-1）。

3. 实验观察

（1）开启计算机，启动生物信号采集处理系统，点击菜单，选择实验项目，调试相关参数。

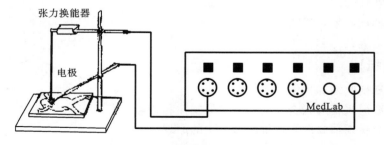

图 2-3-1 在体蛙心期前收缩实验仪器连接方法

（2）选择和控制生物信号采集系统采样参数（表 2-3-1）和生物信号采集系统刺激器参数（表 2-3-2），刺激模式可采用单刺激。

表 2-3-1　期前收缩和代偿性间歇实验生物信号采集系统采样参数表

通道	通道 1	通道 4
DC/AC	DC	记录刺激标记
处理名称	张力	刺激标记
放大倍数	50～100	5～50
Y 轴压缩比	4：1	64：1

注：采用记录仪采集信号，采样间隔为 1 ms，X 轴显示压缩比为 50：1。

表 2-3-2　期前收缩和代偿性间歇实验生物信号采集系统刺激器参数表

刺激器项目选择	刺激器参数选择
刺激模式	单收缩
延时	1 ms
波宽	5 ms
初幅度	0.5 V

（3）描记正常心脏搏动曲线作为对照，观察曲线的收缩相和舒张相。

（4）用中等强度的单个阈上刺激分别在心室收缩期和舒张早期刺激心室，观察能否引起期前收缩。

（5）用同等强度的刺激分别在心室舒张中、后期刺激心室，观察能否引起期前收缩。如果出现期前收缩，其后是否出现代偿间歇（图 2-3-2）。

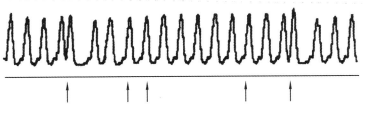

图 2-3-2　期前收缩和代偿间歇

注：箭头表示给予刺激。

（三）分析与评价

（1）收集、整理实验结果，以备分析和讨论使用。

（2）处理动物与废物，清洗、清点仪器，还原保存设备，清洁环境，关闭电源。

（3）相互交流经验，分享心得体会，正确评价。

【注意事项】

（1）剪开心包膜时要小心，不要剪破心脏。

（2）刺激电极与心室应接触良好。

（3）每次用单个电刺激，不能连续刺激。

（4）实验过程中注意向蛙心滴加任氏液，以保持蛙心处于适宜环境。

（5）蛙心夹与张力换能器间的连线应保持一定的紧张度，且与水平面保持垂直。

【思考与探索】

（1）心肌兴奋后兴奋性变化的主要特点是什么？有何生理意义？

（2）期前收缩和代偿间歇产生的原因。

知识链接

"早搏"与"偷停"

心肌兴奋后，兴奋性会发生周期性的变化，其有效期特别长，相当于整个收缩期和舒张早期。因此，在心脏的收缩期和舒张早期内，给予任何刺激均不能引起心肌的兴奋和收缩。正常情况下，心脏按窦房结传来的兴奋进行节律性活动。如果在心房或心室的有效不应期之后、下一次窦房结传来兴奋到达之前，心房或心室受到一次人工刺激或异位起搏点传来的刺激，则可提前产生一次兴奋或收缩，称为期前收缩或"早搏"。

"早搏"可见于正常人，也可见于器质性心脏病患者，常见于冠状动脉粥样硬化性心脏病（简称冠心病）、风湿性心脏病、高血压心脏病、心肌病等；亦可见于奎尼丁、普鲁卡因胺、洋地黄或锑剂中毒，血钾过低，心脏手术或心导管检查时对心脏的机械刺激等。"早搏"是一种常见的异位心律，可发生在窦性或异位性（如心房颤动）心律的基础上，可偶发或频发，可以不规则或规则地在每一个或每数个正常搏动后发生，形成二联律或联律性早搏。按起源部位可分为窦性、房性、房室交界性和室性四种，其中以室性最多见，其次为房性，窦性"早搏"罕见。

期前收缩本身也有自己的不应期，如果正常的窦房结的下一次兴奋冲动正好落在期前收缩的不应期中，便不能引起心室兴奋，即出现一次兴奋"脱失"现象，必须要等到窦房结下一次传来的兴奋，才能发生反应。因此，在期前收缩之后常出现一个较长的心室舒张期，称之为代偿间歇，即是心脏收缩出现"偷停"现象。

（黄荣奇）

任务4　一侧小脑损伤对动物躯体运动功能的影响

【任务要求】

（1）制备一侧小脑损伤的动物模型。

（2）观察一侧小脑损伤前后的动物肌紧张和身体平衡等躯体运动的变化。

【知识目标】

（1）清楚辨认小脑的结构与位置。

（2）掌握小脑的功能。

（3）了解小脑对躯体运动影响的机制。

【技能目标】

（1）学会小白鼠捉拿等基本操作技术。

（2）学会乙醚麻醉方法。

（3）学会小白鼠小脑定位方法。

【态度目标】

（1）培养奉献精神,学会尊重生命。

（2）养成实事求是的科学精神。

【实施步骤】

（一）实验准备

（1）实验环境:机能实验室。

（2）仪器设备:手术剪,镊子,烧杯,鼠手术台等。

（3）试剂用品:9 号注射针头,棉花,200 mL 烧杯,乙醚等。

（4）实验人员:阅读实验教程,预习实验手册,穿工作服。

（5）实验对象:小白鼠。

（二）实施与检查

（1）麻醉、固定:正确抓拿小白鼠,并观察小白鼠在实验台上正常活动的情况。然后将小白鼠罩于烧杯内,放入一块浸有乙醚的棉球,使其麻醉,待动物呼吸变为深慢且不再有随意活动时,将小白鼠取出,用粗线将小白鼠取俯卧位缚于鼠手术台上,并使之固定。

（2）手术:剪除头顶部的毛,沿正中线切开皮肤直达耳后部。用左手拇、示指捏住头部两侧,将头固定,右手用刀背刮剥骨膜和颈肌,分离顶间骨上的肌肉,充分暴露顶间骨,透过颅骨可见到下面的小脑。如图 2-4-1 所示,用针头垂直穿透一侧小脑上的顶间骨,进针深度约 3 mm,在一侧小脑范围内前、后、左、右搅动,以破坏该侧小脑。取出针头,用棉球压迫止血。

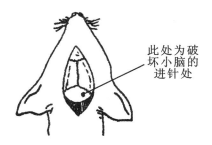

此处为破坏小脑的进针处

图 2-4-1 破坏小白鼠小脑位置示意图

（3）观察:将小白鼠放在实验桌上,待其清醒后,观察动物姿势和肢体肌肉紧张度的变化、行走时有无不平衡现象、是否向一侧旋转或翻滚。

【注意事项】

(1) 麻醉时要密切注意动物的呼吸变化,避免麻醉过深而导致动物死亡。手术过程中如动物苏醒挣扎,可随时用乙醚棉球追加麻醉。

(2) 捣毁一侧小脑时不可刺入过深,以免伤及中脑、延髓或对侧小脑。

(3) 实验后应将小白鼠处死后再丢弃入垃圾袋。

【思考与探索】

(1) 小白鼠清醒后,表现出损伤侧肌张力增强,并在运动时向正常侧旋转,为什么?

(2) 解释一侧小脑损伤后出现的症状。

知识链接

小脑功能与身体平衡

在生理学上,将小脑分为前庭小脑、脊髓小脑和皮质小脑。小脑与大脑皮质运动区、脑干网状结构、前庭器官和脊髓有着广泛的联系。小脑对维持姿势、调节肌紧张、协调和形成随意运动均起着重要作用。因此,当机体小脑出现损伤或病变可引起躯体运动障碍。实验证明,切除绒球小结叶的动物,由于平衡失调而站立不稳,但其他随意运动仍能协调,能很好地完成进食动作,说明前庭小脑与身体姿势平衡有关。脊髓小脑损伤后,可出现肌紧张降低,即易化作用减弱,造成四肢乏力,还表现为随意运动的力量、方向及准确度发生紊乱,称为意向性震颤。行走时跨步过大而躯干落后,以致容易发生倾倒,或走路摇晃或呈酩酊状,沿直线行走不平稳,统称为小脑共济失调,说明脊髓小脑与肌紧张的调节有关。皮质小脑与运动计划的形成及运动程序的编制有关。

(黄荣奇)

任务5 影响和调节呼吸运动因素的观察

【任务要求】

(1) 记录家兔呼吸运动。

(2) 观察血 PaO_2、$PaCO_2$、pH 值等条件的变化对呼吸运动的影响。

【知识目标】

(1) 运用所学知识解释血 PaO_2、$PaCO_2$、pH 值等条件的变化对呼吸运动的影响及作用机制。

(2) 了解肺牵张反射在呼吸运动中的调节作用。

(3) 加深理解内、外环境变化对呼吸运动的影响,掌握呼吸运动的调节机制。

【技能目标】

（1）学会家兔耳缘静脉麻醉方法和气管插管法。

（2）学会呼吸运动的记录方法。

（3）培养实验操作技能，提高解决实际问题的能力。

【态度目标】

（1）培养严谨的实验态度，养成良好的学习工作作风。

（2）发扬人道主义精神，树立救死扶伤的职业理念。

【实施步骤】

（一）实验准备

（1）环境准备：机能实验室。

（2）仪器设备：生物信号采集处理系统、兔手术台、哺乳动物手术器械一套、呼吸换能器、刺激电极、保护电极、气管插管等。

（3）试剂用品：20％氨基甲酸乙酯，生理盐水，3％乳酸溶液；橡皮管（长约 50 cm），2 mL、5 mL、30 mL 注射器各一支，N_2 气囊，CO_2 气袋，纱布，丝线等。

（4）实验人员：阅读实验教程，预习实验手册，穿工作服，备手套。

（5）实验对象：家兔（1 只/组）。

（二）实施与检查

1．动物手术

（1）麻醉、固定：家兔称重后，按 5 mL/kg 从耳缘静脉缓慢注射 20％氨基甲酸乙酯。将家兔麻醉后，使其仰卧固定在兔手术台上。

（2）颈部手术：颈部备皮，沿颈前正中切开皮肤 5～6 cm，分离气管并做气管插管。分离两侧迷走神经，穿线备用。手术完毕后，用温生理盐水纱布覆盖手术野。

2．实验装置连接

（1）用一带线的铁钩钩住游离的胸骨软骨，线的另一端连接于呼吸换能器，将呼吸换能器与生物信号采集处理系统的通道 1（CH1）相连接（图 2-5-1（a）），也可以如图 2-5-1（b）所示记录呼吸流量变化来观察呼吸运动的变化。

（2）打开计算机，启动生物信号采集处理系统，点击菜单，选择实验项目，调试相关采样参数（表 2-5-1）和刺激器参数（表 2-5-2）。

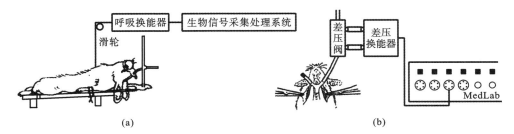

(a)　　　　　　　　　　　　　　(b)

图 2-5-1　呼吸运动调节实验装置

表 2-5-1 呼吸运动调节实验采样参数表

通道	通道 1	通道 4
DC/AC	DC	记录刺激标记
处理名称	潮气量	刺激标记
放大倍数	500	5～50
Y 轴压缩比	4：1	64：1

注:采用记录仪采集信号,采样间隔为 1 ms,X 轴显示压缩比为 20：1。

表 2-5-2 呼吸运动调节实验刺激器参数表

刺激项目选择	刺激参数选择
刺激模式	串刺激
串长	5 s
波宽	2 ms
幅度	1 V
频率	30 Hz

3. 实验观察

(1) 正常呼吸运动:记录一段正常呼吸运动曲线作为对照,观察吸气相、呼气相、呼吸幅度及频率。

(2) CO_2 的影响:将装有 CO_2 气袋的导气管口和气管插管的一个侧管共同置于一倒置的细口瓶内,并将 CO_2 气袋的导气管的夹子逐渐松开,使 CO_2 气流不至于过急地随吸气进入气管。此时观察高浓度 CO_2 对呼吸运动的影响。夹闭 CO_2 气袋的导气管,观察呼吸恢复的过程。

(3) 缺氧的影响:将 N_2 气囊管口与气管插管的一个侧管相连,打开 N_2 气囊导管上的螺丝夹,使动物吸入一定量 N_2,以降低吸入气中的氧浓度,观察呼吸运动的变化。

另一种方法:将麻醉后的家兔气管插管一侧开口端与钠石灰瓶的一端相连,气管插管另一侧用夹子夹住,使呼出的 CO_2 被钠石灰吸收。随着呼吸进行,观察呼吸运动的变化情况,直至窒息出现。待作用明显后,立即移走 N_2 气囊或钠石灰瓶,呼吸恢复平稳后,再做下一个指标观察。

(4) 增大无效腔的影响:将长约 50 cm 的橡皮管连于气管插管的一个侧管上,另一侧用夹子夹闭,观察呼吸运动的变化。

(5) pH 值降低的影响:由耳缘静脉注射 3% 乳酸溶液 2 mL,观察呼吸运动的变化。

(6) 肺牵张反射的影响:在吸气末期夹闭气管插管的一个侧管,同时用 30 mL 注射器从另一侧管向肺内快速注入空气 20～30 mL,使肺维持于扩张状态,观察呼吸运动的变化,并记录曲线;在呼气末期夹闭气管插管的一个侧管,同时用注射器从另一侧管快速从肺内抽出空气 20～30 mL,使肺维持于萎缩状态,观察呼吸运动的变化,并记录曲线。

(7) 迷走神经的作用:剪断一侧迷走神经,观察呼吸运动是否发生变化;剪断另一侧迷走神经,对比前、后呼吸运动的变化。然后重复实验步骤(6),观察呼吸运动的变化。再用保护电极以中等强度的频率重复刺激一侧迷走神经中枢端,观察呼吸运动的变化。

（三）分析与评价

（1）将每个实验项目中呼吸的变化结果通过生物信号采集处理系统进行处理、打印，每组分别收集结果，以备分析和讨论。

（2）各组互相讨论、分析、交流，分享实验的经验与教训。

（3）处理动物与废物，清洗、清点仪器，还原保存设备，清洁环境，关闭电源。

【注意事项】

（1）插管前应检查插管口是否光滑通畅。插管时应动作轻巧，避免损伤气管黏膜，引起出血而堵塞插管。

（2）进行每一个实验项目前、后均应有正常呼吸运动曲线作为对照。

【思考与探索】

（1）当机体内、外环境因素发生变化时，机体对呼吸运动如何进行调节？

（2）比较血液中 PaO_2 降低、$PaCO_2$ 升高、$[H^+]$ 升高对呼吸的影响及作用途径。

（3）迷走神经在呼吸运动的调节中起何作用？

知识链接

呼吸运动的调节

呼吸是指机体与外界环境之间的气体交换过程，通过呼吸，机体从大气中摄入 O_2，排出 CO_2。呼吸过程的一个重要环节是实现外界空气和肺之间的气体交换，即肺通气。肺通气由呼吸肌的节律性收缩完成，呼吸肌由呼吸中枢所控制。机体内、外各种刺激可以直接作用于呼吸中枢和（或）外周感受器，反射性地影响呼吸运动。肺牵张反射是保证呼吸运动节律的机制之一。血液中 PaO_2、$PaCO_2$、$[H^+]$ 的改变可刺激中枢和外周化学感受器，产生反射性调节，这是保证血液中气体分压稳定的重要机制。当机体内、外环境变化时，由于体内调节机制的作用，呼吸运动将会作出相应的改变以适应机体代谢的需要。

（赵莲）

任务 6 实验性缺氧

【任务要求】

（1）在动物上复制乏氧性、血液性、组织中毒性缺氧模型。

（2）观察各类缺氧对呼吸的影响和血液颜色的变化。

【知识目标】

（1）加深对各类缺氧特点的理解。

(2) 运用所学知识解释各类缺氧产生的机制。

【技能目标】

(1) 学习制备各种缺氧动物模型。

(2) 能分辨出不同类型的缺氧动物。

【态度目标】

(1) 培养热爱专业,尊重生命的职业道德。

(2) 养成严谨的科学思维方法。

【实验步骤】

(一) 实验准备

(1) 实验环境:机能实验室。

(2) 仪器设备:小白鼠缺氧装置(图 2-6-1),CO 发生装置(图 2-6-2),5 mL 广口瓶,2 mL 刻度吸管,剪刀,镊子等。

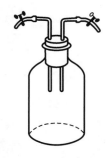

图 2-6-1 小白鼠缺氧装置

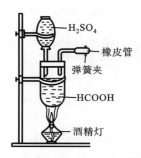

图 2-6-2 CO 发生装置

(3) 试剂用品:1 mL 注射器,酒精灯,钠石灰(NaOH·CaO),甲酸(HCOOH),浓硫酸(H_2SO_4),氢氧化钠,5%亚硝酸钠,1%美兰,0.1%氰化钾,10%硫代硫酸钠,生理盐水等。

(4) 实验人员:阅读实验教程,预习实验报告,穿工作服。

(5) 实验对象:成年小白鼠 6 只,雌雄均可。

(二) 实施与检查

观察动物一般状况和行为、呼吸频率和振幅、存活时间、皮肤(口唇)和血液(肝)颜色。

1. 制备乏氧性缺氧动物模型

(1) 将钠石灰少许(约 5 g)及小白鼠一只放入缺氧装置内。观察动物的一般情况,呼吸频率(约 10 秒/次)和深度、皮肤和唇的颜色,然后塞紧瓶塞,记录时间,以后每 3 min 重复观察上述指标一次(如有其他变化则随时记录),直到动物死亡为止。

(2) 动物死亡后,存放一边,待下述实验均做完后,再依次打开腹腔,比较血液(肝)的颜色。

2. 制备 CO 中毒性缺氧动物模型

(1) 如图 2-6-2 所示,连接好 CO 发生装置。

(2) 将一只小白鼠放入广口瓶中,观察其正常表现,然后与 CO 发生装置连接。

(3) 用吸管吸取 HCOOH 3 mL 放入试管中,再沿试管壁缓慢加入 H_2SO_4 2 mL,立即

塞紧瓶塞。其反应过程为

$$HCOOH \xrightarrow{H_2SO_4} H_2O + CO\uparrow$$

可用酒精灯加热,加速 CO 的产生,但不可过热而导致液体沸腾,因 CO 产生过多、过快,动物可迅速死亡,血液颜色改变不明显。

(4) 观察指标与方法同上。

3. 制备亚硝酸钠中毒性缺氧动物模型

(1) 取体重相近的两只小白鼠,观察正常情况后,分别向腹腔内注射 5% 亚硝酸钠 0.3 mL,其中一只再立即向腹腔内注入 1% 美兰 0.3 mL,另一只再注入生理盐水 0.3 mL。

(2) 观察指标与方法同上,比较两只小白鼠表现及死亡时间有无差异。

4. 制备氰化钾中毒性缺氧动物模型

(1) 取两只小白鼠,观察正常表现后,腹腔注射 0.1% 氰化钾 0.2 mL。

(2) 观察指标与方法同上。

(3) 动物出现四肢瘫软时,立即取一只向腹腔内注入 10% 硫代硫酸钠 0.4 mL,另一只注射等量的生理盐水。

(4) 观察两只小白鼠上述指标的变化及死亡时间。

【注意事项】

(1) 缺氧瓶一定要密闭,可用凡士林涂在瓶塞外面。

(2) 氰化钾有剧毒,勿沾染皮肤、黏膜,特别是皮肤有破损处。

(3) 小白鼠腹腔注射,应靠近左下腹,勿伤及肝脏,但应避免将药液注入肠腔或膀胱。

【思考与探索】

(1) 乏氧性、血液性及组织中毒性缺氧血氧变化各有何特点?

(2) 上述三种类型的缺氧皮肤、黏膜颜色有何不同?为什么?

(3) 何为发绀?是否缺氧都有发绀?为什么?

(4) 煤气中毒和亚硝酸盐中毒均属血液性缺氧,临床上该如何对上述患者进行救治?

知识链接

缺氧和氧疗

氧为生命活动所必需。当组织得不到充足的氧或不能充分利用氧时,组织的代谢、功能,甚至形态结构都可能发生异常变化,这一病理过程称为缺氧。根据缺氧的原因与发生机制,可分为低张性缺氧、血液性缺氧、循环性缺氧和组织性缺氧。缺氧时机体出现功能、代谢变化,包括机体对缺氧的代偿性反应和由缺氧引起的代谢和功能障碍。轻度缺氧会引起机体代偿性反应。严重缺氧而机体代偿不全时,出现的变化以代谢和功能障碍为主。机体急性缺氧与慢性缺氧时的代偿反应有如下区别:急性缺氧时由于机体来不及代偿而易发生功能代谢障碍,各类型的缺氧所引起的变化既有相似之处,又各具特点。缺氧时机体的血氧指标、循环系统、呼吸系统及皮肤和黏膜颜色等均会发生一定的变化。中枢神经系统的功能状态、外界环境温度、机体代谢情况、器官功能、年龄、缺氧的程度及时间等因素,均可影响机体对缺氧的耐受性。

各类缺氧的治疗,除了消除引起缺氧的原因外,均应给患者吸氧。但氧疗的效果因缺氧的类型而异。氧疗对低张性缺氧的效果最好。吸氧可以增高肺泡气氧分压,使 PaO_2 及 SaO_2 增高,血氧含量增多,因而对组织的供养增加。吸氧可以增加血浆内溶解的氧,故吸入高浓度氧或高压氧可使血浆中氧的溶解量增加,从而改善组织的供氧。组织性缺氧时,供氧一般虽无障碍,但组织利用氧的能力降低,通过氧疗提高血浆与组织之间的氧分压梯度,以促进氧的弥散,也可能有一定的治疗作用。CO 中毒者通过吸入纯氧,可使血液的氧分压升高,氧可与 CO 竞争与血红蛋白结合,从而加速 HbCO 的解离,促进 CO 的排出,故氧疗效果更好。

氧虽为生命活动所需,但 0.5 个大气压以上的氧却对任何细胞都有毒性作用,可引起氧中毒。人类氧中毒有两种类型,即肺型和脑型。

(王新芳)

任务7 动物大脑皮质运动区定位的观察

【任务要求】
(1) 找出家兔大脑皮质的主要躯体运动区。
(2) 观察大脑皮质不同区域对肌肉运动的控制。

【知识目标】
(1) 加深了解大脑皮质运动区的机能定位特征。
(2) 加强理解大脑皮质对躯体运动功能的控制原理的理解。

【技能目标】
(1) 学会家兔耳缘静脉麻醉方法和气管插管法。
(2) 学习家兔开颅手术的方法。
(3) 培养实验操作技能,提高解决实际问题的能力。

【态度目标】
(1) 培养严谨的实验态度,养成良好的学习工作作风。
(2) 培养高尚的职业道德,树立救死扶伤的职业理念。

【实施步骤】

(一) 评估与准备

(1) 环境准备:机能实验室。
(2) 仪器设备:兔手术台、哺乳动物手术器械一套、电刺激器、刺激电极、骨钻、咬骨钳、骨蜡或明胶海绵、气管插管等。
(3) 试剂用品:20%氨基甲酸乙酯、生理盐水、纱布等。

（4）实验人员：阅读实验教程，预习实验报告，穿工作服。

（5）实验对象：家兔，1 只/组。

（二）实施与检查

1. 动物手术

（1）麻醉、固定：将家兔称重后，按 5 mL/kg 从耳缘静脉缓慢注射 20％氨基甲酸乙酯。待家兔麻醉后，仰卧固定在兔手术台上。

（2）颈部手术：颈前备皮，沿颈前正中切开皮肤 5～6 cm，分离气管并做气管插管。手术完毕后，用温生理盐水纱布覆盖手术野。

（3）开颅手术：将家兔改为俯卧位固定，剪去头部的毛，在头顶部正中切开皮肤，再自中线切开骨膜，以刀柄剥离肌肉，推开骨膜。用骨钻在一侧冠状缝后矢状缝外的骨板上钻孔，切勿伤及硬脑膜。用咬骨钳沿骨孔逐渐开大创口，直至两侧大脑半球表面基本暴露为止。注意不要伤及硬脑膜血管，若出血用骨蜡或明胶海绵止血。用小镊子轻轻提起硬脑膜并用眼科剪仔细剪开，暴露脑组织。将 37 ℃液体石蜡滴在脑组织表面，以保护脑组织。手术结束后解开动物固定绳，以便观察躯体运动反应。

2. 实验观察

（1）用适宜强度的刺激（波宽 0.1～0.2 ms，电压 5～10 V，频率 20～100 Hz）逐渐刺激大脑皮质的不同部位，观察并记录刺激引起的骨骼肌反应。每次刺激 5～10 s，每次刺激后休息 1 min。

（2）在预先绘制的皮质轮廓图上标出对应各个部位肌肉运动的皮质刺激点。

（3）在另一侧大脑皮质上重复上述实验。

（三）分析与评价

（1）每组收集标出对应各个部位肌肉运动的皮质刺激点的大脑皮质轮廓图，以备分析和讨论。

（2）互相讨论、分析、交流，分享实验的经验与教训。

（3）处理动物与废物，清洗、清点仪器，还原保存设备，清洁环境，关闭电源。

【注意事项】

（1）开颅手术时注意勿损伤矢状窦和横窦，避免大出血。

（2）用骨钻钻孔时，要注意力度，切勿用力过大，伤及大脑。

（3）刺激电极的距离要短，但勿短路，且刺激不易过强。

【思考与探索】

（1）大脑皮质运动区对躯体运动的控制是如何实现的？

（2）大脑皮质运动区的机能定位有何特征？

知识链接 - ○

躯体运动与大脑皮质运动功能

大脑皮质是调节躯体运动的最高级中枢。其信息经下行通路最后抵达位于脊髓前角和脑干的运动神经元来控制躯体运动。人类的大脑皮质运动区主要在中央前回。它对躯体运动的控制具有下列特征:①交叉性控制,是指大脑皮质运动区对躯体运动的支配是交叉的,即一侧大脑皮质运动区支配对侧躯体的骨骼肌,但在头面部,只有面神经支配的眼裂以下表情肌和舌下神经支配的舌肌主要受对侧大脑皮质控制,其余的运动如咀嚼运动、喉运动及上部面肌运动的肌肉受双侧大脑皮质控制。所以,当一侧内囊损伤时,头面部肌肉并不完全麻痹,只有对侧眼裂以下的表情肌与舌肌发生麻痹。②功能定位精细,呈倒置排列,是指运动区所支配的肌肉定位精细,即运动区的不同部位管理躯体不同部位的肌肉收缩。其总的安排与体表感觉区相似,为倒置的人体投影分布,但头面部代表区的内部安排仍呈正立分布。运动区的大小与运动的精细程度有关,是指运动越精细、越复杂的部位,在大脑皮质运动区内所占的范围越大。

(赵莲)

任务8 红细胞渗透脆性的观察

【任务要求】

(1) 制备不同浓度的低渗盐溶液。

(2) 了解测定红细胞渗透脆性的方法及临床意义。

【知识目标】

(1) 直接观察家兔红细胞的渗透脆性。

(2) 加深理解细胞外液渗透压对维持红细胞的正常形态和功能的重要性。

【技能目标】

(1) 学会家兔耳缘静脉采血的方法。

(2) 学会制备不同浓度的低渗盐溶液。

(3) 培养实验操作技能,提高解决实际问题的能力。

【态度目标】

(1) 培养严谨细致的实验态度,养成良好的学习工作作风。

(2) 树立救死扶伤的职业理念。

【实施步骤】

(一) 评估与准备

(1) 环境准备:机能实验室。

(2) 仪器设备:兔手术台、头皮针等。

(3) 试剂用品:试管架、10 mL 小试管 11 支、2 mL 吸管、1% NaCl 溶液、蒸馏水、肝素、10 mL 注射器等。

(4) 实验人员:阅读实验教程,预习实验报告,穿工作服。

(5) 实验对象:家兔。

(二) 实施与检查

(1) 先制备不同浓度的低渗盐溶液。取小试管 10 支,编号后排列在试管架上,按表 2-8-1中的要求,向各试管中加入 1‰NaCl 溶液和蒸馏水,便可得到 10 种不同浓度的低渗盐溶液。

表 2-8-1　十种不同浓度的低渗盐溶液

试管号	1	2	3	4	5	6	7	8	9	10
1‰NaCl 溶液	0.90	0.65	0.60	0.55	0.50	0.45	0.40	0.35	0.30	0.25
蒸馏水	0.1	0.35	0.40	0.45	0.50	0.55	0.60	0.65	0.70	0.75

(2) 从家兔耳缘静脉抽取血液 5 mL 并加入抗凝剂后放入小试管内,用吸管吸取血液 2 mL,然后向每个小试管内各加 1 滴血液,摇匀,静置 30 min。

(3) 根据各试管中溶液颜色和浑浊度的不同判断红细胞的渗透脆性。

① 试管内液体完全变成透明红色,表明红细胞膜完全破裂,称为完全溶血。此时这种盐溶液的浓度即代表红细胞的最大抵抗力。

② 小试管的液体下层为浑浊红色,表示有未破裂的红细胞;而上层出现透明红色,表示部分红细胞膜已破裂,称为不完全溶血。最先出现部分溶血的盐溶液,即为红细胞的最小抵抗力。

③ 小试管内的液体下层为混浊红色,上层为无色或极淡红色的液体,表示无红细胞破裂现象发生。

(三) 分析与评价

(1) 记录红细胞渗透脆性的范围。

(2) 互相讨论、分析、交流,分享实验的经验与教训。

(3) 清洗、清点仪器,还原保存设备,清洁环境,关闭电源。

【注意事项】

(1) 制备不同的盐溶液时,配制浓度应准确,以免造成浓度误差。

(2) 混匀时,用食指堵住试管口,轻轻倾倒 1～2 次,减少机械振动,避免人为溶血。

【思考与探索】

试分析红细胞的渗透脆性与红细胞膜对低渗溶液的抵抗力的关系。

知识链接

血浆渗透压与红细胞渗透脆性

由血浆中的小分子晶体物质形成的渗透压称为晶体渗透压,其中 80% 来自 Na^+ 和 Cl^-。水和晶体物质可以自由通过毛细血管壁,血浆与组织液中的晶体物质的浓度几乎相等,故它们所形成的晶体渗透压也基本相等。红细胞膜允许水分子通过,不允许血浆中蛋白质通过,大部分晶体物质也不易通过。由于血浆晶体渗透压远高于血浆胶体渗透压,所以血浆晶体渗透压对维持红细胞内、外水分的正常交换和分布,保持红细胞的正常形态有重要作用。

正常红细胞对低渗溶液有一定的抵抗力,其大小可用刚刚引起红细胞溶血现象的低渗 NaCl 溶液的浓度来表示。0.9% NaCl 溶液与血浆渗透压相等,将红细胞悬浮于0.9%NaCl的等渗溶液中,其形态可维持不变;若将红细胞置于高渗的 NaCl 溶液中,会使细胞皱缩;置于低渗的 NaCl 溶液中,则会因过多的水分进入细胞内而使其膨胀甚至破裂,出现溶血现象。将血液滴入不同浓度的低渗 NaCl 溶液中,开始出现溶血现象的 NaCl 溶液浓度为该血液红细胞的最小抵抗力,即红细胞的最大脆性;出现完全溶血现象的 NaCl 溶液浓度为该血液红细胞的最大抵抗力,即红细胞的最小脆性。

(赵 莲)

任务9 影响血液凝固因素的观察

【任务要求】

(1) 观察和记录各种条件下血液凝固的时间。
(2) 分析影响血液凝固的因素及其原理。

【知识目标】

(1) 加强理解各种影响血液凝固因素的作用原理。
(2) 加深对血液凝固基本过程的理解。

【技能目标】

(1) 学会对照实验的方法。
(2) 学会家兔耳缘静脉采血的方法。

【态度目标】

(1) 培养严谨的实验作风,养成求真务实的学习态度。
(2) 培养观察能力和分析、解决问题的能力。

【实施步骤】

(一) 实验准备

(1) 环境准备:机能实验室。
(2) 设备器械:兔手术台、哺乳动物手术器械一套、动脉夹、细塑料管等。
(3) 试剂用品:液体石蜡、肝素(取 12500 U/2 mL 肝素 1 支,加生理盐水至 1562.5 mL,即成 8U/mL 浓度的肝素)、草酸钾、生理盐水、20%氨基甲酸乙酯肺组织浸液(取兔肺剪碎,洗净血液,浸泡于 3~4 倍量的生理盐水中过夜,过滤并收集滤液即为肺组织浸液,存入冰箱中备用)、注射器、试管 8 支、小烧杯 2 只、试管架、竹签 1 束等。

（4）实验人员：阅读实验教程，预习实验报告，穿工作服，备手术手套。

（5）实验对象：家兔。

（二）实验实施与检查

1．取血 从家兔耳缘静脉注射 20％氨基甲酸乙酯，按 5 mL/kg 的量将家兔麻醉，仰卧固定于兔手术台上。正中切开颈部，分离一侧颈总动脉，远心端用线结扎阻断血液，近心端夹上动脉夹，在动脉当中斜向剪一小口，插入细塑料导管，结扎固定导管，以备取血。

2．准备好试管

试管1　不加任何处理（对照管）。

试管2　涂润滑油于试管内表面。

试管3　放入少许棉花。

试管4　置于有冰块的小烧杯中。

试管5　内加肝素 8 U。

试管6　内加草酸钾 1～2 mg。

试管7　内加 20％氨基甲酸乙酯肺组织浸液 0.1 mL。

3．实验观察与记录 放开动脉夹，每管加入血液 1 mL。将多余血盛于小烧杯中，并不断用竹签搅动直至纤维蛋白形成。每个试管加血 1 mL 后，即刻开始计时，每隔 15 s 倾斜一次，观察血液是否凝固，至血液成为凝胶状不再流动为止记下所经历的时间。试管5、6、7 加入血液后，用拇指盖住试管口将试管颠倒两次，使血液与药物混合。

（三）分析与评价

1．汇总结果 将实验结果及各种条件下的凝血时间按表 2-9-1 填写，并进行分析。

表 2-9-1　血液凝固及其影响因素

试管编号	观察项目	实验结果及凝血时间
1	空管	
2	涂润滑油于试管内表面	
3	放入少许棉花	
4	置于有冰块的小烧杯中	
5	内加肝素 8 U	
6	内加草酸钾 1～2 mg	
7	内加 20％氨基甲酸乙酯肺组织浸液 0.1 mL	
小烧杯 （放血约 10 mL）	血盛于小烧杯中，用竹签搅动，2～3 min 后取出竹签，用水洗净，观察纤维蛋白。观察此烧杯内的去纤维蛋白血是否凝固	

2．互相评价 总结实验的经验与教训。

3．清洁卫生 清点和清洗实验仪器、器械，关好水电，结束实验。

【注意事项】

（1）所有取标本的试管在实验前必须做好标记，以便观察，避免混淆。

（2）计时必须准确。

【思考与探索】

（1）分析上述各因素影响血液凝固时间的机制。

（2）试比较内源性凝血和外源性凝血过程的异同。

知识链接

促凝与抗凝

　　根据血液凝固过程中凝血酶原激活物形成途径的不同,可将血液凝固分为内源性激活途径和外源性激活途径。内源性凝血是指参与凝血因子 Ⅹ 激活过程的所有凝血因子全部来自血液,外源性凝血是指依靠血管外组织释放的凝血因子 Ⅲ 来参与凝血因子 Ⅹ 激活的途径。凝血因子 Ⅹ 一旦激活,其最终目的是使纤维蛋白原转变成纤维蛋白,聚集血细胞形成血凝块。血液凝固是复杂的生物化学反应过程,受许多因素,如温度、接触面的光滑度、凝血物质及其他多种因素的影响,可改变血液凝固的时间。通过对血液凝固的过程和特点的认识,血液的促凝和抗凝已广泛用于临床实践中。

（赵莲）

模块三
药物对机体机能状态的影响与评价

【模块描述】

通过观察某些药物对机体的作用,分析引起机体机能状态变化的原因,对于比较和阐明某些药物的作用特点、作用规律及作用机制具有重要的意义。那么,让我们通过下列任务了解和探讨药物对机体机能状态产生影响的原理,并进一步熟悉机体机能状态的记录和观察方法。

【关键词】

药物,机能状态,影响与评价。

任务 1 体液因素与药物对离体蛙心活动的影响

【任务要求】

(1)制备离体蛙心灌流模型。

(2)观察三种离子(K^+、Na^+、Ca^{2+})、酸碱物质、温度及药物对离体蛙心的影响。

【知识目标】

(1)加强各类体液因素及药物对心肌活动影响作用的了解,能运用所学知识解释各因素的作用机制。

(2)能正确说出受体的概念,指出受体激动药和受体阻断药的区别。

【技能目标】

(1)初步学会离体蛙心灌流方法。

(2)了解离体器官的实验方法。

【态度目标】

(1)培养严谨的科学态度,养成求真务实的工作作风。

(2)树立全心全意为患者服务的职业精神。

【实施步骤】

(一) 实验准备

(1) 实验环境:机能实验室。

(2) 仪器设备:生物信号采集处理系统、模拟实验软件、张力换能器、铁支架、双凹夹、蛙心插管、蛙心夹、蛙手术器械、吸管、大烧杯、温度计、恒温水浴、棉线等。

(3) 试剂:任氏液、0.65%NaCl 溶液、2%CaCl$_2$溶液、1%KCl 溶液、3%乳酸溶液、2.5%NaHCO$_3$溶液、0.01%去甲肾上腺素溶液、0.01%乙酰胆碱溶液、0.1%普萘洛尔溶液、0.05%阿托品溶液、5%洋地黄或 0.1%毒毛花苷 K 溶液等。

(4) 实验人员:阅读实验教程,预习实验报告,穿工作服,备手术手套。

(5) 实验对象:蟾蜍或青蛙。

(二) 实施与检查

1. 离体蛙心的制备

(1) 制备脊蛙(除去大脑的蟾蜍或青蛙):用刺针破坏脑髓和脊髓。

(2) 暴露心脏:剪开胸腔,用小镊子夹起心包膜,沿心轴剪开心包膜,暴露心脏,仔细识别心房、心室、动脉圆锥、主动脉、静脉窦、前后腔静脉等多个解剖部位(图 3-1-1)。

(3) 蛙心插管:在右主动脉下穿一根线并结扎,再在右主动脉下穿一根线备用。用玻璃分针将蛙心尖向上翻至背面,以备用线将前后腔静脉和左右肺静脉一起结扎(注意勿扎静脉窦)。将蛙心回复原位,在左主动脉下穿两根线。用一根线结扎左主动脉远心端,另一根线打一拉结备用。提起左主动脉远心端缚线,用眼科剪在左主动脉上靠近动脉圆锥处剪一斜口,将盛有少量任氏液的蛙心插管由此口插入主动脉,插至动脉圆锥时,略向后退,在心室收缩时,沿心室后壁方向向下插,经主动脉瓣插入心室腔内(不可插入过深,以免心室壁堵住插管下口)。插管若成功进入心室,管内液面会随着心室搏动而上下移动。用左主动脉下近心端的备用线结扎插管,并将结扎线固定于插管侧面的小突起上(图 3-1-2)。

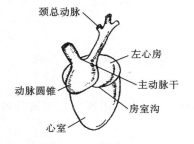

图 3-1-1 蛙心解剖结构示意图

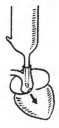

图 3-1-2 插管插入心室示意图

(4) 提起插管,在结扎线远心端分别剪断左主动脉和右主动脉,剪断左右肺静脉和前后腔静脉,将心脏离体。用滴管吸净插管内余血,加入新鲜任氏液,反复数次,直到液体完全澄清。保持灌流面高度(1~2 cm)恒定即可进行实验。

2. 实验装置连接

(1) 将蛙心插管固定于铁支架上。用蛙心夹在心室舒张期夹住心尖,并将蛙心夹上的线头连至张力换能器的着力点上(切勿让蛙心受到过度牵拉)。

（2）按图3-1-3连线，将张力换能器连接到生物信号采集系统的通道1上，描记正常蛙心收缩曲线。

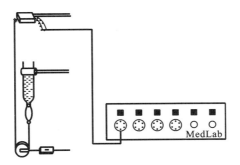

图 3-1-3 蛙心灌流仪器连接

（3）打开计算机，启动生物信号采集处理系统，点击菜单，选择实验项目，调整相关参数（表3-1-1）。

表 3-1-1 蛙心灌流实验生物信号采集处理系统采样参数表

通道	通道1
DC/AC	DC
处理名称	张力
放大倍数	50～100
Y 轴压缩比	4：1

注：采用记录仪采集信号，采样间隔为1 ms，X轴显示压缩比为50：1。

3. 实验观察

（1）描记正常蛙心收缩曲线：曲线幅度代表心脏收缩的强弱；曲线规律性代表心跳的节律性；曲线疏密代表心跳频率；曲线的基线代表心室舒张的程度。

（2）离子的影响。

① Na^+：吸出插管内全部的灌流液，换入0.65％NaCl溶液，观察曲线变化。待效应明显后，吸出灌流液，用新鲜任氏液换洗数次，直至曲线恢复正常。

② Ca^{2+}：加1～2滴3％$CaCl_2$溶液于新换入的任氏液中，观察曲线的变化，出现效应后用新鲜任氏液换洗，直至曲线恢复正常。

③ K^+：加1～2滴1％KCl溶液于新换入的任氏液中，观察曲线的变化，待出现效应后，迅速用新鲜任氏液换洗，直至曲线恢复正常。

（3）药物的影响。

① 去甲肾上腺素：加1～2滴0.01％去甲肾上腺素溶液于灌流液中，观察曲线变化；待出现效应后，用任氏液换洗，直至曲线恢复正常。

② 乙酰胆碱：加1滴0.01％乙酰胆碱溶液于灌流液中，观察曲线变化；待出现效应后，用任氏液换洗，直至曲线恢复正常。

③ 阿托品：再滴入0.05％阿托品溶液1滴，观察曲线变化；待出现效应后，再滴入1滴0.01％乙酰胆碱溶液，观察曲线变化，直至曲线恢复正常。

④ 洋地黄:加 5% 洋地黄或 0.1% 毒毛花苷 K 溶液 0.1～0.2 mL(1～2 滴),观察曲线变化,待出现效应后,用任氏液换洗,直至曲线恢复正常。

(4) 温度的影响。

将插管内的任氏液吸出,换入 4 ℃的任氏液,观察曲线变化;待出现效应后,换液、冲洗,直至曲线恢复正常。

(5) 酸碱的影响。

① 碱液:加 2.5% NaHCO₃ 溶液 1～2 滴于灌流液中,观察曲线变化;待出现效应后,换液、冲洗,直至曲线恢复正常。

② 酸液:加 3% 乳酸溶液于灌流液中,观察曲线变化;待出现效应后,再加 2.5% NaHCO₃ 溶液 1～2 滴观察曲线变化。

（三）分析与评价

(1) 收集、整理实验结果,以备分析和讨论使用。

(2) 结合"体液因素与药物对离体蛙心活动的影响"的模拟实验,对比实验结果,分析原因,从而准确理解各种因素对蛙心活动的影响及其原理。

(3) 互相交流,总结实验的经验与教训。

(4) 处理动物与废物,清洗、清点仪器,还原保存设备,清洁环境,关闭电源。

【注意事项】

(1) 每次换液时,插管内的液面均应保持相同的高度。

(2) 加试剂时,先加 1～2 滴,用吸管混匀后若作用不明显,可再补加。

(3) 每项实验应有前后对照。

(4) 每次加药时,应在记录上做记号。

(5) 随时滴加任氏液于心脏表面使之保持湿润。

(6) 本实验所用药液种类较多,注意避免通过滴管互相污染。

(7) 固定张力换能器时,应与蛙心后纵轴稍错开,以免自心脏滴下的液体流入张力换能器。

【思考与探索】

(1) 结合临床实际,说说上述各种因素对心脏收缩活动影响的后果?应注意哪些方面?

(2) 利用学习资源,了解更多影响心脏收缩活动的因素。

知识链接 -------------------------------------

体液因素对心肌生理特性的影响

青蛙或蟾蜍的心脏离体后,用理化特性近似于血浆成分的任氏液灌流,在一定时间内,可保持节律性收缩和舒张。改变灌流液的组成成分,心脏跳动的频率和幅度会随之发生改变。

心肌的收缩活动是由 Ca^{2+} 触发的,由于心肌细胞的肌浆网不发达,故心肌收缩的强弱与心肌细胞内的 Ca^{2+} 浓度成正比。心脏受自主神经的双重支配。交感神经兴奋时,释放的递质去甲肾上腺素使心肌收缩力增强,传导增快,心率加快;而迷走神经兴奋时,释放的递质乙酰胆碱使心肌收缩力减弱,心率减慢。阿托品为 M 受体的阻断药,阻断心肌细胞膜上的 M 受体,使心肌收缩力增强。

洋地黄和毒毛花苷 K 属于正性肌力药,通过抑制心肌细胞膜上的 Na^+-K^+-ATP 酶,使 Na^+-K^+ 交换减少,Na^+-Ca^{2+} 交换增加,心肌内 Ca^{2+} 浓度增加,心肌收缩力增强。

温度过低时,肌凝蛋白头部 ATP 酶活性降低,代谢水平降低,各离子通道蛋白质活性降低,心肌收缩力减弱,心率减慢。

H^+ 可竞争性地抑制 Ca^{2+} 与肌钙蛋白结合;H^+ 可使钙从肌浆网释放的量减少,抑制 Ca^{2+} 释放;胞外 H^+ 升高还能降低 Ca^{2+} 通道的活性,使 Ca^{2+} 内流减少,心肌收缩力减弱。加入 $NaHCO_3$ 可中和酸,此后心脏活性可逐渐恢复。

(赖文思)

任务 2　测定药物半数致死量(LD_{50})

【任务要求】
(1) 练习小白鼠的抓拿、给药、处死等基本操作。
(2) 盐酸普鲁卡因溶液半数致死量(LD_{50})的测定。
(3) 盐酸普鲁卡因溶液半数致死量(LD_{50})的计算。

【知识目标】
(1) 学习和熟悉药物半数致死量(LD_{50})的概念。
(2) 了解测定药物半数致死量(LD_{50})的方法及计算方法,掌握其药理学意义。

【技能目标】
(1) 初步学会鼠类动物实验的基本知识和基本操作技术。
(2) 学会半数致死量(LD_{50})的计算方法。

【态度目标】
(1) 培养严谨的科学态度,养成求真务实的工作作风。
(2) 培养认真的工作态度和尊重生命的价值观。

【实施步骤】

(一) 实验准备

(1) 实验环境:机能实验室。
(2) 仪器设备:生物信号采集处理系统、鼠笼、鼠罩、电子秤、1 mL 注射器等。
(3) 试剂用品:2.25%、2.03%、1.82%、1.64%、1.48%、1.33%的盐酸普鲁卡因溶液。

（4）实验人员：阅读实验教程，预习实验报告，穿工作服，备手套。

（5）实验对象：小白鼠(体重 18～24 g，雌雄兼用，实验前禁食 12 h，不禁水)。

(二) 实施与检查

1. 动物手术

（1）取小白鼠 48 只，随机分成 6 组，每组 8 只。

（2）各实验组将小白鼠标记、称重。

（3）各组按表 3-2-1 中的剂量分别给药，每只小白鼠腹腔注射药物，容量为 0.1 mL /10 g。

2. 实验观察

各实验组观察并记录小白鼠死亡数(表 3-2-1)。小白鼠注射盐酸普鲁卡因溶液后 1～2 min 出现不安症状，继而转入抑制。最后有的小白鼠死亡，不死者一般都在 15～20 min 内恢复常态，故观察 30 min 内小白鼠死亡数即可。

表 3-2-1　盐酸普鲁卡因溶液 LD_{50} 实验结果

组别	小白鼠/只	剂量/(mg/kg)	$\lg D = x$	死亡数/只	死亡率/(%)	P
1	8	225	2.3522			
2	8	203	2.3075			
3	8	182	2.2601			
4	8	164	2.2148			
5	8	148	2.1703			
6	8	133	2.1238			

3. 计算结果

将各组实验结果列于表中，按改进寇氏法公式并仿照例题计算盐酸普鲁卡因溶液的 LD_{50}。

$$LD_{50} = \lg^{-1}\left[X_m - i\left(\sum P - 0.5\right)\right]$$

式中：X_m 为最大剂量的对数；i 为相邻两剂量对数之差(取绝对值)；$\sum P$ 为各组反应率(即有效率或死亡率)的总和。

(三) 分析与评价

（1）收集、整理实验结果，以备分析和讨论使用。

（2）处理动物与废物，清洗、清点仪器，还原保存设备，清洁环境，关闭电源。

（3）相互交流经验，分享心得体会，正确评价。

【注意事项】

（1）各组给药剂量不能搞错，给药剂量要准确。

（2）注意给药的部位、进针的深浅要一致。

【思考与探索】

（1）什么是 LD_{50}？测定其有何意义？

（2）什么是治疗指数？如何测定和计算？

（3）如何评价药物的安全性？

知识链接 ------------------------●

盐酸普鲁卡因溶液为局部麻醉药,随着剂量增加,相继出现局部麻醉、中枢兴奋、中枢抑制、死亡等效应。

药理效应和药物剂量的关系称为量效关系。药理效应按性质分为量反应和质反应。量反应:效应强弱呈连续性量的变化,如血压的升高、血糖的降低等。质反应:药理效应呈反应性质的变化,用全或无的方式表示的反应,如死亡与否、阳性或阴性等。

在质反应实验中,以对数剂量为横坐标、反应百分率为纵坐标绘图,形成一条对称的 S 形曲线。半数有效量(ED_{50}):引起 50% 的实验动物有效时对应的药物剂量。半数致死量(LD_{50}):引起 50% 的实验动物死亡时对应的药物剂量。LD_{50} 越大,毒性越小。药物安全性的评价指标之一:治疗指数(TI)$= LD_{50}/ED_{50}$。治疗指数越大,说明药物安全性越好。

附:改进寇氏(Karber)法

此方法常用小白鼠或大白鼠来进行测定。先以少量动物做预试验,以获得粗略的最大不致死量(LD_0)和最小致死量(LD_{100}),然后,在此剂量范围内,按等级分成 4～6 组。从求得的 LD_0 及 LD_{100} 计算各剂量组的公比。以下以盐酸普鲁卡因溶液 LD_{50} 实验所测得下列数据为例,介绍如何计算 LD_{50}(表 3-2-2)。

表 3-2-2 盐酸普鲁卡因溶液 LD_{50} 实验结果(举例)

组别	小白鼠/只	剂量/(mg/kg)	$lgD=x$	死亡数/只	死亡率/(%)	P
1	16	250	2.3979	15	94.0	0.94
2	16	225	2.3522	13	81.3	0.813
3	16	203	2.3075	8	50.0	0.50
4	16	182	2.2601	5	31.3	0.31
5	16	164	2.2148	1	6.3	0.063

$$P \text{ 总计}(\sum P)=2.626$$

计算半数致死量(改进寇氏法):

$$LD_{50}=lg^{-1}\left[X_m-i(\sum p-0.5)\right](mg/kg)$$

式中:X_m 为最大剂量的对数($lg250=2.3979$);P 为各组动物的死亡率,以小数表示;$\sum P$ 为各组动物死亡率的总和($P_1+P_2+P_3+P_4+P_5=0.94+0.813+0.50+0.31+0.063=2.626$);$i$ 为相邻两组剂量(D)对数值之差,即 $lg250-lg225=2.3979-2.3522=0.0457$。

将上列各数值代入上式进行计算:

$$LD_{50}=lg^{-1}\left[2.3979-0.0457(2.626-0.5)\right]$$
$$=lg^{-1}(2.3979-0.0457\times2.126)$$
$$=lg^{-1}(2.3979-0.097)$$
$$=lg^{-1}2.3009$$

$$=200(\text{mg/kg})$$

（赖文思）

任务 3　传出神经系统药物对家兔瞳孔的作用

【任务要求】

（1）拟胆碱药、抗胆碱药及拟肾上腺素药对瞳孔的作用。

（2）正确的滴眼操作。

（3）临床实例应用和分析。

【知识目标】

（1）观察拟胆碱药、抗胆碱药及拟肾上腺素药对瞳孔的作用。

（2）分析抗胆碱药及拟肾上腺素药扩瞳的作用机制。

【技能目标】

（1）学会正确的滴眼操作。

（2）学会测量瞳孔的大小及检查对光反射。

（3）学会临床实例的应用。

【态度目标】

（1）培养严谨的科学态度，养成求真务实的工作作风。

（2）培养认真的工作态度和尊重生命的价值观。

【实施步骤】

（一）实验准备

（1）环境条件：机能实验室。

（2）仪器设备：兔固定箱、手电筒、测瞳尺等。

（3）试剂：1％硫酸阿托品滴眼剂、1％硝酸毛果芸香碱滴眼剂、0.5％水杨酸毒扁豆碱滴眼剂、1％盐酸去氧肾上腺素滴眼剂等。

（4）实验人员：阅读实验教程，预习实验报告，穿工作服。

（5）实验对象：家兔（2只/组）。

（二）实施与检查

1. 测量用药前瞳孔的大小及检查瞳孔对光反射

（1）取家兔两只，于适度的光照下，用测瞳尺测量两眼瞳孔直径的大小（mm）。

（2）用手电筒突然从侧面照射兔眼，观察瞳孔对光反射存在与否。如瞳孔随光照而缩小，即为对光反射阳性，否则为阴性。

2. 实验观察　按照表 3-3-1 的顺序在家兔的左、右眼分别滴入拟胆碱药、抗胆碱药及拟肾上腺素药各 2 滴,观察瞳孔大小及瞳孔对光反射的变化情况,并将实验结果填入表 3-3-1 中。

表 3-3-1　药物对家兔瞳孔的作用

实验项目		瞳孔大小		对光反射	
		给药前	给药后	给药前	给药后
甲	左眼　1％硫酸阿托品滴眼剂 右眼　1％硝酸毛果芸香碱滴眼剂 瞳孔缩小后再滴 1％硫酸阿托品滴眼剂				
乙	左眼　1％盐酸去氧肾上腺素滴眼剂 右眼　0.5％水杨酸毒扁豆碱滴眼剂 瞳孔缩小后再滴 1％硫酸阿托品滴眼剂				

（三）分析与评价

（1）收集、整理实验结果,以备分析和讨论使用。

（2）处理动物与废物,清洗、清点仪器,还原保存设备,清洁环境,关闭电源。

（3）相互交流经验,分享心得体会,正确评价。

【注意事项】

（1）滴药液时,要把下眼睑拉成杯状,同时压迫内眦部,使药液经鼻泪管流入鼻腔而吸收。待滴药后 1 min,再将手松开。

（2）测瞳时,测瞳尺勿刺激角膜,光照的强度和照射角度应前后一致,否则将影响测瞳结果。

（3）观察对光反射,只能用散射状灯光。

【思考与探索】

（1）根据实验结果分析阿托品和去氧肾上腺素扩瞳作用机制的不同。

（2）如何通过实验证明毛果芸香碱和毒扁豆碱缩瞳机制的不同?

（3）何为调节痉挛和调节麻痹?

知识链接

　　虹膜内有两种平滑肌控制瞳孔的大小。一种是瞳孔括约肌,其上主要分布的是 M 受体,当 M 受体被激动后,引起瞳孔括约肌向眼中心方向收缩,使瞳孔缩小;另一种是瞳孔开大肌,其上主要分布的是 α 受体,当 α 受体被激动后,引起瞳孔开大肌向眼外周方向收缩,使瞳孔扩大。

　　阿托品是 M 受体阻断药,去氧肾上腺素是 α 受体激动药,两者可作用于不同环节而产生扩瞳作用;而毛果芸香碱是 M 受体激动药,毒扁豆碱则是抗胆碱酯酶药,两者可直接或间接激动 M 受体产生缩瞳作用。

　　眼在视近物时,通过晶状体聚焦,使物体成像于视网膜上,从而看清物体,此为眼的调节作用。眼的调节作用主要依赖于晶状体曲度的变化。毛果芸香碱等 M 受体激动药能够与睫状肌的 M 受体结合使其被激动,使睫状肌向瞳孔中心方向收缩,悬韧带放松,晶状体由于本身弹性恢复变凸,屈光度增加,此时视近物清楚,而视远物模糊,这种作用称为调节痉挛。阿托品等 M 受体阻断药能够阻断睫状肌上的 M 受体,使睫状肌松弛而退向外缘,悬韧带拉紧,晶状体变扁,屈光度降低,此时视近物模糊,而视远物清楚,这种作用称为调节麻痹。

(赖文思)

任务 4 利多卡因的抗心律失常作用

【任务要求】

(1) 利用氯化钡制备心律失常的动物模型。

(2) 观察利多卡因的抗心律失常作用。

(3) 临床实例应用和分析。

【知识目标】

(1) 理解利多卡因的抗心律失常作用。

(2) 分析利多卡因的抗心律失常作用机制。

【技能目标】

(1) 学习利用氯化钡制备心律失常的动物模型。

(2) 学会动物心电记录的方法。

(3) 学会运用医学知识解决问题。

【态度目标】

(1) 培养严谨的科学态度,养成求真务实的工作作风。

(2) 培养认真的工作态度和尊重生命的价值观。

【实施步骤】

(一) 实验准备

(1) 环境条件:机能实验室。

(2) 仪器设备:生物信号采集处理系统、针形电极、电子秤等。

(3) 试剂用品:20%氨基甲酸乙酯、0.8%氯化钡、0.2%利多卡因、生理盐水、固定木板、橡皮筋、1 mL 注射器等。

(4) 实验人员:阅读实验教程,预习实验报告,穿工作服。

(5) 实验对象:体重为 18~22 g 的健康小白鼠,雌雄均可,随机分为对照组、实验组,每组 5 只。

（二）实施与检查

1. 麻醉、固定　小白鼠称重后,腹腔注射20％氨基甲酸乙酯0.05～0.08 mL/10 g,待麻醉后取仰卧位固定于鼠台上。

2. 实验装置连接　将针形电极插入小白鼠的四肢皮下:右前肢(红),左前肢(黄),左后肢(蓝),右后肢(黑)。将电极连线与生物信号采集处理系统通道1相连。插上电源,打开开关,开启计算机,进入生物信号采集处理系统,记录心电图,调整心电图波形,稳定后开始记录。

3. 实验观察

（1）心律失常动物模型制备:小白鼠腹腔注射0.8％ 氯化钡 0.15～0.25 mL/10 g,每隔2～3 min观察记录一次心电图的变化,直至出现室性心动过速。

（2）药物作用:实验组小白鼠立即腹腔注射0.2％利多卡因0.25 mL/10 g,如为对照组小白鼠,则腹腔注射等体积的生理盐水,观察和记录心电图变化。重复腹腔注射0.2％利多卡因0.25 mL/10 g,观察过量利多卡因对心脏的抑制作用。

（三）分析与评价

（1）收集、整理实验结果,以备分析和讨论使用。

（2）处理动物与废物,清洗、清点仪器,还原保存设备,清洁环境,关闭电源。

（3）相互交流经验,分享心得体会。

【注意事项】

（1）本实验的麻醉药品不能用戊巴比妥钠,否则就不易引起较恒定的心律失常。

（2）用利多卡因拮抗氯化钡诱发的心律失常作用时,因其起效较快,因此,在推注利多卡因期间应密切观察心电图变化。

【思考与探索】

（1）哪些药物容易诱发心律失常?

（2）利多卡因抗心律失常作用的原理是什么? 利多卡因还有其他作用吗?

知识链接 --------------------------------------

心律失常与利多卡因

心律失常是指心动节律和频率的异常。心律失常时心脏泵血功能发生障碍,影响全身器官的供血,严重的心律失常(如心室纤颤)可危及生命,必须及时纠正。药物治疗在抗心律失常方面发挥了重要作用。

心律失常发生的原因是冲动形成异常或冲动传导异常或二者兼有。因此,对心律失常的治疗,需要减少异位起搏、调节折返环路的传导或有效不应期以消除折返。因而,治疗心律失常的机制有:①阻滞 Na^+ 通道;②拮抗心脏的交感效应;③调节 K^+ 通道,适度延长有效不应期;④阻滞 Ca^{2+} 通道。

利多卡因是一种常用的局部麻醉药,自1950年首次用于抗心律失常以后,经多年的临床研究及应用,它已成为一种安全、速效的抗室性心律失常的首选药。利多卡因对激活和失活状态的 Na^+ 通道都有阻滞作用,当通道恢复至静息状态(备用状态)时,阻滞作用迅速解除。因此,利多卡因对除极化组织(如缺血区)作用强。利多卡因主要作用于浦肯野纤维和心室肌细胞,通过抑制 Na^+ 内流、促进 K^+ 外流,从而降低自律性,相对延长有效不应期,对不同状态的心肌组织,影响传导速度的结果各有不同。而它对窦房结和心房肌细胞作用较弱,对正常心肌组织的电生理特性影响小。

临床上,利多卡因对心脏毒性低,主要用于室性心律失常,是治疗急性心肌梗死所致的室性早搏、室性心动过速及心室纤颤的首选药;也可用于心脏手术、心导管术和强心苷中毒所致的室性心律失常。利多卡因剂量过大时可引起心律减慢、房室传导阻滞和低血压;超量可致惊厥、心跳骤停。

(赖文思)

任务 5 肝功能状态对药物作用的影响

【任务要求】

(1)学习筛选肝功能保护药的方法。
(2)学习小白鼠正确的编号、标记方法。
(3)临床实例应用和分析。

【知识目标】

(1)能正确分析肝功能状态对药物代谢产生的影响。
(2)能正确理解药物代谢过程中的影响因素。

【技能目标】

(1)学会小白鼠的皮下注射、腹腔注射方法。
(2)能够运用所学知识对相关病例进行分析讨论,制订出初步治疗方案。

【态度目标】

(1)以小组为单位进行实验,培养合作意识和团队精神。
(2)培养认真的工作态度和尊重生命的价值观。

【实施步骤】

(一) 实验准备

(1)实验环境:机能实验室。
(2)仪器设备:鼠笼,天平,1 mL 注射器 3 只,5 号针头,组织剪 1 把,组织镊 1 把等。
(3)试剂用品:50 g/L 四氯化碳油溶液,2.5 g/L 戊巴比妥钠溶液,生理盐水等。
(4)实验人员:阅读实验教程,预习实验报告,穿工作服。
(5)实验对象:小白鼠,4 只/组,体重为 18~22 g。

（二）实施与检查

（1）实验前 48 h 取小白鼠 4 只，称重、标记、编号。实验组：2 只小白鼠皮下注射四氯化碳油溶液 5 mg/10 g（按 0.1 mL/10 g 给药），造成小鼠肝脏损害。对照组：2 只小白鼠皮下注射生理盐水 0.1 mL/10 g。

（2）实验中，4 只小白鼠均腹腔注射戊巴比妥钠溶液 0.5 mg/10 g（按 0.2 mL/10 g 给药），观察动物反应，记录各鼠的翻正反射消失的潜伏时间（从腹腔注射该药到翻正反射消失的间隔时间）和持续时间（从翻正反射消失到翻正反射恢复的间隔时间）。

（3）实验小白鼠苏醒后，颈椎脱臼处死，剖取肝脏，比较两组肝脏大小、颜色及充血程度。

整理实验结果记入表 3-5-1。

表 3-5-1 肝功能状态对戊巴比妥钠溶液麻醉作用的影响

组别	编号	体重/g	药量/mL	潜伏时间/s	维持时间/min	肝脏肉眼观
对照组	1 2					
实验组	3 4					

（三）分析与评价

（1）收集、整理实验结果，以备分析和讨论使用。

（2）结合实际病例进行讨论分析，加深理解肝功能状态对药物作用的影响。

（3）处理动物与废物，清洗、清点仪器，还原保存设备，清洁环境，关闭电源。

（4）分享心得，相互切磋，正确评价。

【注意事项】

（1）若室温在 20 ℃以下，应给麻醉小白鼠保暖，否则动物将因体温下降、代谢减慢而不易苏醒。

（2）四氯化碳是一种肝脏毒物，其中毒动物常被作为中毒性肝炎的动物模型。其油溶液可用植物油配制，亦可用甘油配成 5% 的制剂，实验前 24 h 皮下注射 0.1 mL/10 g。

（3）实验组小白鼠的肝脏比较肿大，有的充血，有的变成灰黄色，触之有油腻感，其肝小叶比正常肝脏肝小叶更清楚。

【思考与探索】

（1）为什么损害肝脏的小白鼠注射戊巴比妥钠溶液后睡眠时间延长？

（2）试分析肝功能与临床用药的关系。

知识链接

肝脏是药物代谢的主要器官，肝功能不全时，以肝代谢为主的药物血药浓度增高，药效增强，作用时间延长，且易发生蓄积中毒。四氯化碳是一种对肝细胞有严重毒性作用的化学物质，动物大剂量应用可致中毒性肝炎，使肝脏解毒功能降低，其中毒动物常作为中毒性肝炎的动物模型,用于观察肝功能状态对药物作用的影响及筛选肝功能保护药。

（梁翠茵）

任务 6　地西泮的抗惊厥作用

【任务要求】

(1) 学习家兔急性惊厥发作的抢救方法。

(2) 学会正确的给药方法。

(3) 临床实例的应用分析。

【知识目标】

(1) 能正确分析局部麻醉药的作用及吸收中毒反应。

(2) 掌握地西泮的药理作用及临床应用。

【技能目标】

(1) 学会急性惊厥发作时的处理方法及耳缘静脉的给药方法。

(2) 成功解救药物中毒的家兔。

【态度目标】

(1) 培养责任意识、实验的主体意识。

(2) 培养认真的工作态度和尊重生命的价值观。

【实施步骤】

（一）实验准备

(1) 实验环境:机能实验室。

(2) 仪器设备:台式磅秤 1 台、注射器(5 mL、10 mL)各 2 支、针头(6 号)、干棉球等。

(3) 试剂用品:0.5％地西泮溶液、5％盐酸普鲁卡因溶液、生理盐水等。

(4) 实验人员:阅读实验教程,预习实验报告,穿工作服。

(5) 实验对象:家兔,2 只/组,体重为 2.5～3 kg。

（二）实施与检查

1. 称重　取家兔 1 只,称重,观察正常活动、姿势、肌张力、呼吸频率及呼吸深度。

2. 制备惊厥动物模型　在家兔一侧臀部肌内注射 5％盐酸普鲁卡因溶液 2 mL/kg,观察动物的活动、姿势、肌张力、呼吸等变化。

3. 抗惊厥治疗　当家兔出现明显惊厥后,由耳缘静脉缓慢推注 0.5％地西泮溶液 0.5～1 mL/kg,直到肌肉松弛为止。

4. 填表　实验结果填入表 3-6-1 中。

表 3-6-1　地西泮的抗惊厥作用

动物	处理阶段	观察指标		
		四肢肌张力	呼吸情况	其他
家兔	给盐酸普鲁卡因溶液前			
	给盐酸普鲁卡因溶液后			
	给地西泮溶液后			

（三）分析与评价

（1）收集、整理实验结果，以备分析和讨论使用。

（2）讨论分析临床应用局部麻醉药的注意事项、麻醉意外的处理方法、地西泮的临床应用及不良反应。

（3）处理动物与废物，清洗、清点仪器，还原保存设备，清洁环境，关闭电源。

（4）分享心得，相互切磋，正确评价。

【注意事项】

盐酸普鲁卡因溶液过量中毒表现为强直性惊厥，此时应立即静脉注射地西泮溶液，但注射速度宜缓慢，否则可抑制呼吸。

【思考与探索】

（1）盐酸普鲁卡因溶液应用过程中应注意哪些反应？过量可应用何种药物解救？为什么？

（2）分析地西泮溶液的作用特点、作用机制、临床应用及不良反应。

知识链接

局部麻醉药应用过量可吸收入血，进入中枢后，使边缘系统兴奋灶扩散，甚至出现兴奋、抽搐、惊厥，地西泮作用于边缘系统，加强 γ-氨基丁酸（GABA）神经元的抑制作用，可有效对抗局部麻醉药引起的中毒性惊厥。

（梁翠茵）

任务 7　有机磷酸酯类急性中毒及其解救

【任务要求】

（1）制备有机磷酸酯类急性中毒动物模型。

（2）对有机磷酸酯类中毒动物进行解救。

（3）临床实例的应用分析。

【知识目标】

(1) 能说出有机磷酸酯类中毒的危害性和各种解救药的作用机制。

(2) 能正确书写和识别临床处方,了解各种制剂的特点和写法。

【技能目标】

(1) 学会对有机磷酸酯类中毒的准确判断,并制订出有效的解救措施和方案。

(2) 能够成功解救中毒家兔。

(3) 能够运用所学知识对相关病例进行分析讨论,制订出初步治疗方案。

【态度目标】

(1) 养成"救死扶伤,治病救人"的职业道德。

(2) 培养认真的工作态度和尊重生命的价值观。

【实施步骤】

(一) 实验准备

(1) 实验环境:机能实验室。

(2) 仪器设备:兔手术台,测瞳尺,测唾液滤纸,5 mL、10 mL 注射器各 1 支等。

(3) 试剂用品:2.5%敌百虫溶液、0.1%硫酸阿托品、2.5%碘解磷定等。

(4) 实验人员:阅读实验教程,预习实验报告,穿工作服,备手套。

(5) 实验对象:家兔(2 只/组)。

(二) 实施与检查

1. 动物模型制备 每组取家兔 2 只,称重,编号。观察正常情况下各项指标的变化。分别从甲兔、乙兔的耳缘静脉注射 2.5%敌百虫溶液 3 mL/kg,观察各项指标的变化。待中毒症状明显时,立即进行解救。

2. 中毒动物的解救 甲兔从耳缘静脉注射 0.1%硫酸阿托品 1 mL/kg 后,观察上述指标有何改变。8 min 后,再从耳缘静脉注射 2.5% 碘解磷定 2 mL/kg,观察症状是否全部消除。乙兔从耳缘静脉注射 2.5%碘解磷定 2 mL/kg,观察上述指标的变化。8 min 后,再从耳缘静脉注射 0.1%硫酸阿托品 1 mL/kg,观察症状是否全部消除。

3. 实验观察 观察的指标有瞳孔大小、唾液分泌、大小便及肌肉活动等情况。观察并记录甲、乙两兔中毒与解救时上述各项指标的变化。

(1) 瞳孔大小:直接用测瞳尺测量左、右两侧瞳孔的直径,以 mm 表示其大小。测量时注意光线强弱前后应相同。

(2) 唾液分泌:用滤纸擦兔嘴,看纸上水印大小,以-(无)、+(少)、++(较多)、+++(很多)表示。

(3) 大小便:按其量以-(无大便和小便)、+(有大便和小便)、++(大便和小便较多)、+++(大便和小便很多)表示。

(4) 肌肉活动:按程度不同,以-(无肌震颤)、+(局部有肌震颤)、++(全身肌震颤)、+++(全身肌震颤并站立不稳或瘫卧桌上)表示。

(三) 分析与评价

(1) 收集、整理实验结果,以备分析和讨论使用。

（2）结合实际病例进行讨论分析,加深理解有机磷酸酯类急性中毒与解救的原理。

（3）处理动物与废物,清洗、清点仪器,还原保存设备,清洁环境,关闭电源。

（4）分享心得,相互切磋,正确评价。

【注意事项】

（1）敌百虫要求在一侧耳缘静脉注射成功(因注射后会引起该部位组织坏死),另一侧耳缘静脉应留作抢救用。

（2）中毒症状最少要观察到呼吸、瞳孔、肌震颤等几项指标明显变化后,才进行抢救。

（3）若敌百虫溶液沾污皮肤,请用自来水冲洗,勿用肥皂清洗,否则它可转化为毒性更强的敌敌畏。

【思考与探索】

（1）家兔有机磷酸酯类急性中毒有何症状? 为什么会出现这些症状?

（2）阿托品与碘解磷定分别能缓解有机磷酸酯类的哪些中毒症状? 有何异同? 为什么?

（3）实际生活中,哪些情况容易发生有机磷酸酯类急性中毒? 一旦发生,如何判断和处理?

知识链接

有机磷酸酯类中毒及其解救原理和意义

有机磷酸酯类主要作为农业和环境卫生杀虫剂,如敌百虫、乐果、敌敌畏等。有些是战争毒气,如沙林、梭曼和塔崩等。在使用过程中若防护不当,会使人体中毒。

有机磷酸酯类为难逆性抗胆碱酯酶药。其脂溶性高,可通过胃肠道、呼吸道和皮肤黏膜吸收进入机体。胆碱能神经释放的递质乙酰胆碱被突触间隙的胆碱酯酶迅速水解灭活,从而保证了神经冲动释放的递质对突触后膜 M、N 胆碱受体激动作用的精确调节。在体内,有机磷酸酯类能与胆碱酯酶结合并抑制其活性,使乙酰胆碱灭活率下降而在体内大量堆积,进而激动 M、N 受体并作用于中枢神经系统,产生 M 样、N 样及中枢神经系统症状。

阿托品是 M 受体阻断药,可迅速解除中毒后的 M 样症状及部分中枢神经系统症状,但它不能使胆碱酯酶复活,对 N 样症状(肌震颤)无效。碘解磷定为胆碱酯酶复活药,可恢复胆碱酯酶的活性并显著改善 N 样症状。两者合用可产生对症治疗和对因治疗的双重解毒作用。因此,除轻度中毒以外,中度以上的中毒都必须联合应用 M 受体阻断药和胆碱酯酶复活药进行解救。

（梁翠茵）

任务 8 硫酸镁不同给药途径对药物作用的影响及其中毒抢救

【任务要求】

(1) 对家兔分别口服与注射硫酸镁,观察各自的反应。

(2) 对硫酸镁中毒动物实施抢救。

(3) 临床实例的应用分析。

【知识目标】

(1) 观察不同给药途径对药物作用的影响并分析其原理。

(2) 正确判断硫酸镁中毒,掌握其抢救措施的依据。

【技能目标】

(1) 学会运用相关技能解决实际问题。

(2) 能够成功解救中毒家兔。

【态度目标】

(1) 养成"救死扶伤,治病救人"的职业道德。

(2) 培养认真的工作态度和尊重生命的价值观。

【实施步骤】

(一) 实验准备

(1) 实验环境:机能实验室。

(2) 仪器设备:兔手术台,5 mL、10 mL、20 mL、50 mL 注射器各一支,灌胃针头一个,婴儿秤一台等。

(3) 试剂用品:10%硫酸镁,5%氯化钙等。

(4) 实验人员:阅读实验教程,预习实验报告,穿工作服。

(5) 实验对象:家兔(2 只/组)。

(二) 实施与检查

(1) 每组取体重接近的家兔 2 只,编号并称重。观察其正常活动,检查其肌张力、呼吸情况。

(2) 甲兔从耳缘静脉缓慢注射 10%硫酸镁 1.75 mL/kg,观察各项指标的变化。若出现肌肉松弛、垂头、不能站立、呼吸抑制等明显中毒症状,立即从耳缘静脉缓慢注射 5%氯化钙 5~8 mL,症状消失时即停止注射 5%氯化钙。

(3) 乙兔经口灌胃 10%硫酸镁 7 mL/kg,观察各项指标的变化。

(4) 实验观察。

① 观察并比较两兔呼吸、肌张力和大便有何变化。

② 观察并比较硫酸镁中毒与氯化钙抢救的体征变化,如体位、呼吸、肌张力和耳血管。

（三）分析与评价

（1）收集、整理实验结果，以备分析和讨论使用。

（2）结合实际病例进行讨论分析，理解硫酸镁不同途径给药的不同药物作用效果，初步了解中毒与解救的原理。

（3）处理动物与废物，清洗、清点仪器，还原保存设备，清洁环境，关闭电源。

（4）分享心得，相互切磋，正确评价。

【注意事项】

（1）静脉注射时，要注意药物是否全部进入血管内。

（2）静脉注射硫酸镁时，注射速度应缓慢，静脉注射前先准备好 5% 氯化钙，以便及时解救。

【思考与探索】

（1）注射硫酸镁过量引起中毒时，中毒症状主要有哪些？应如何解救？

（2）临床上注射硫酸镁时应注意哪些问题？

知识链接

给药的途径不同，直接影响药物作用的快慢和强弱，有时也影响药物作用的性质。因此，必须掌握各种给药途径的特点，使药物达到预期的治疗效果。硫酸镁口服可以导泻和利胆，注射则产生止痉、镇静和降低颅内压的作用。

临床上，硫酸镁能缓解子痫和惊厥，但注射过量可致肌肉瘫痪、呼吸抑制和心跳骤停。缓慢静脉注射氯化钙或葡萄糖酸钙溶液，能拮抗 Mg^{2+} 的作用，促进乙酰胆碱（ACh）释放，从而恢复肌肉收缩功能。

（梁翠茵）

任务 9 急性肺水肿及其治疗

【任务要求】

（1）复制肺水肿的疾病模型，观察肺水肿的表现，并探讨其发病机制。

（2）根据发病机制和药物作用，设计治疗方案。

【知识目标】

（1）加深对呼吸功能的理解。

（2）掌握肺水肿的形成机制。

（3）理解常用治疗肺水肿药物的作用机制。

【技能目标】

(1)熟悉哺乳类动物呼吸音的听诊方法和耳缘静脉输液方法。

(2)提高综合运用知识、技能解决和处理实际问题的能力。

【态度目标】

(1)树立"严谨求实,勤奋进取"的良好学风。

(2)培养严谨的科学态度,养成求真务实的工作习惯。

(3)初步培养科研素质和创新精神。

【实施步骤】

(一)实验准备

(1)实验环境:机能实验室。

(2)仪器设备:兔手术台、哺乳类动物手术器械一套、气管插管、计算机、压力换能器、BL-420 生物机能实验系统、听诊器等。

(3)试剂用品:20%氨基甲酸乙酯、生理盐水、1%肝素、0.01%肾上腺素、山莨菪碱注射液、1 mL 注射器 1 支、10 mL 注射器 2 支等。

(4)实验人员:阅读实验教程,预习实验报告,穿工作服,备手套。

(5)实验对象:家兔。

(二)实 施 与 检 查

1. 动物手术

(1)麻醉、固定:称重,从耳缘静脉缓慢推注 20%氨基甲酸乙酯(5 mL/kg)行全身麻醉,将麻醉的家兔背位固定于兔手术台上。

(2)颈部手术:颈部备皮,于颈前正中切开,分离气管和一侧颈外静脉,行气管插管术和颈静脉插管术。通过三通开关,用 1%肝素充满颈外静脉导管和压力换能器,排尽里面的空气气泡,然后关闭三通开关备用。

(3)静脉输液:从耳缘静脉输入生理盐水 5~10 滴/分,保持输液管道通畅,以备输液和给药。

2. 实验装置连接

(1)将呼吸换能器与 BL-420 生物机能实验系统连接,以记录呼吸频率和幅度。

(2)将与颈外静脉导管相连的压力换能器与 BL-420 生物机能实验系统相连,记录中心静脉压。

(3)打开计算机,启动系统,点击菜单"病理生理学实验",选择"肺水肿实验",或从通道中选择张力或压力描记亦可。

3. 观察项目

(1)正常状态:观察各组动物的正常呼吸、皮肤和黏膜颜色,描绘各组动物正常呼吸曲线和中心静脉压曲线,听诊正常的呼吸音。

(2)病理状态:各组实验动物均大量快速输入 37 ℃生理盐水,输入液体总量按 100 mL/kg 计算,输液速度为 160~180 滴/分。

实验组:待输液接近完毕时,向输液瓶中加入肾上腺素(0.5 mL/kg)继续滴注,待滴注肾上腺素结束后,立即按 20 mg/kg 的量输入山莨菪碱注射液。

对照组:待输液完毕后,不输入肾上腺素和山莨菪碱注射液。

各组实验过程中密切观察以下情况:①呼吸频率、幅度,有无呼吸困难、发绀;②气管插管是否有粉红色泡沫溢出;③肺部有无湿啰音出现。

各组实验结束后,剖胸取肺(记录动物的死亡时间,进行尸体解剖取肺。存活动物出现肺水肿即可夹闭气管,剖开胸前壁,结扎气管分叉,防止体液溢漏;然后分离心脏和血管,将肺小心取出,清除肺以外的组织,取肺组织秤重,计算肺系数)。观察和记录肺组织大体改变和光镜下的组织改变。

(三)分析与评价

(1)将每项实验中的血压、中心静脉压和呼吸的变化结果收集、列表显示,以备分析和讨论使用。

(2)讨论与交流,综合分析实验过程的经验与教训,认真讨论实验结果的形成机制。

(3)处理动物与废物,清洗、清点仪器,还原保存设备,清洁环境,关闭电源。

【注意事项】

(1)忌用实验前已有明显肺部异常征象或体弱、怀孕的动物。

(2)实验过程的输液速度应基本一致,速度不要太快,严格控制输液量。

(3)在第一次使用肾上腺素后肺水肿现象不明显者,可重复使用,但需间隔 10~15 min,不宜过频。

(4)剖取肺脏时,注意不要损伤和挤压肺组织,以免影响肺系数的准确性。

【思考与探索】

(1)根据实验的结果,分析肺水肿是怎样形成的?

(2)中心静脉压升高说明什么问题?

(3)治疗肺水肿的药物主要有哪些? 作用机制是什么?

知识链接

肺水肿及其治疗

水肿是指过多的体液在组织间隙或体腔中积聚。过多的体液积聚在体腔中称积水,如胸腔积液、腹腔积液及心包积液、脑积液等。肺间质中有过量的液体积聚和(或)溢入肺泡腔的病理现象称为肺水肿。肺水肿是临床上常见的急危重症,发病的原因很多。最多见于左心衰患者,尤其是发生在心功能不全的基础上输液过多、过快时。此外,神经源性肺水肿与肾上腺素引起的血液重新分布有关。

急性肺水肿的典型临床表现:急性气短,呼吸很困难;咳粉红色泡沫样痰;肺部听诊会听到满布湿啰音并常常有哮鸣音(因为支气管痉挛)。出现这些临床表现需要立即抢救治疗。

临床上治疗肺水肿的措施主要有以下几点。

(1)吸氧:及时吸氧可改变呼吸困难及缺氧,降低肺毛细血管的渗透性。

(2)抗泡沫疗法:目的是使泡沫破裂变成液体,使所占容积大大减少,用乙醇吸氧效果甚佳,增加气体交换面积,任何肺水肿患者均可使用。方法:用鼻导管法吸氧时,使氧通过 95％乙醇。用面罩法吸氧湿化须改用 20％～30％乙醇以减低表面张力。另外,乙醇能缓解支气管痉挛,扩张末梢血管和镇静。

(3) 注射吗啡:吗啡类药物对高血压心脏病、冠心病、二尖瓣狭窄等动力性肺水肿患者有显效。作用机理:①抑制呼吸中枢改善呼吸困难,降低胸廓负压;②镇静;③降低心脏代谢,减轻心脏负荷。本药对休克、溺水、过敏、肺心病引起的肺水肿及中枢性肺水肿患者禁用。吗啡还可引起严重便秘,老年人前列腺肥大者可引起尿路梗死。剂量:成人 1～5 mg 皮下注射。年老者应慎用。

(4) 强心剂:对高血压心脏病、冠心病引起左心衰、急性肺水肿有良好的效果。但对二尖瓣狭窄、广泛心肌梗死或溺水引起的肺水肿宜小心应用。应注意以下两点:①应选用作用快、毒性小的强心剂,从小量开始。②心率快或心律失常者宜用西地兰,心率快或有房室传导阻滞近两周未用过强心剂者,用毒毛花苷 K。用法:50％葡萄糖溶液 20～40 mL 加西地兰 0.2～0.4 mg、速尿 20～40 mg 静脉注射,或者用毒毛花苷 K 0.125～0.25 mg 加速尿及 50％葡萄糖溶液静脉注射。

(5) 利尿剂:速尿是首选的利尿剂。速尿注射后 30 min 发挥利尿作用,通过利尿可以减少血容量,使毛细血管压下降,从而使肺水肿症状改变。

(6) 减少右心静脉回流量:取坐位或半坐位,并使双下肢下垂,据统计,维持这种体位 20 min 以后循环血量可以减少 400 mL 左右,仅取坐位双下肢平放时则循环血量无改变,休克者禁用。

(7) 氨茶碱:当无法鉴别为心源性或支气管性哮喘时,可首选。静脉注射时不宜过快,它能缓解平滑肌痉挛,使支气管扩张,从而减轻呼吸困难,减少液体向肺泡渗出,并有轻度利尿作用。以 50％葡萄糖溶液 20～40 mL 加氨茶碱 0.25 g 静脉注射。

(8) 肾上腺皮质激素:能改变心肌细胞代谢,增加心肌对化学能的利用,减少肺毛细血管的通透性,有良好的抗休克、解毒、抗炎及促进症状缓解的作用。用法:地塞米松 10 mg 加入 10％葡萄糖溶液 200 mL 静脉滴注或用氢化可的松 100～200 mg 加入 10％葡萄糖溶液中静脉滴注。

(9) 血管扩张药的应用。

① α 受体阻滞剂:如酚妥拉明,使全身皮肤及内脏血管扩张,使回心血量减少,肺毛细血管压下降,使肺水肿改善,有迅速降压的作用。用药时应注意血压的监测。用法:0.1～1 mg/min,静脉滴注,但近年来较少用。

② 硝普钠:高血压心脏病引起的肺水肿可选用。它能减轻心脏的前、后负荷,降低血压。用法:15～20 μg/min 开始,每 5 min 增加 5～10 μg/min。直到症状缓解或收缩压降到 13.3 kPa(100 mmHg)或以下。有效量维持至病情稳定,逐步减量,停药。突然停药可引起反跳,长期用药可引起氰化物和硫氰酸盐中毒。因而近年来,已逐渐被硝酸甘油取代。

③ 山莨菪碱、阿托品:对中毒性肺水肿有较好的疗效,可扩张周围血管,减轻心脏负担与抑制支气管分泌过多液体。

(10) 静脉穿刺放血:可用于其他方法治疗无效的肺水肿患者,尤其是大量快速输

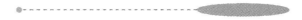

液或输血所致的肺水肿,放血量以 300~500 mL 为宜。近年来已很少用。

(王岩梅)

任务 10 急性代谢性酸中毒及其解救

【任务要求】

(1)制备急性代谢性酸中毒的动物模型。

(2)观察急性代谢性酸中毒时的血压、呼吸及血气指标变化。

(3)设计代谢性酸中毒的治疗方案,观察其疗效。

【知识目标】

(1)掌握代谢性酸中毒的概念、发病原因和机制。

(2)熟悉代谢性酸中毒常见的临床表现和化验指标的变化。

【技能目标】

(1)初步学会根据临床症状和化验检查诊断酸碱平衡紊乱的方法。

(2)熟悉哺乳类动物动脉插管和耳缘静脉输液方法。

【态度目标】

(1)树立"严谨求实,勤奋进取"的良好学风。

(2)培养严谨的科学态度,养成理论联系实际的工作习惯。

(3)初步培养科研素质和创新精神,增强团队合作精神。

【实施步骤】

(一)实验准备

(1)环境条件:机能实验室。

(2)仪器设备:兔手术台,婴儿秤,气管插管,动脉插管,心电记录装置 1 套,血气分析仪 1 台,BL-420 生物机能实验系统,压力、张力换能器各 1 套,哺乳类动物实验手术器械 1 套等。

(3)试剂用品:静脉输液装置 1 套,三通管 2 个,注射器若干支(1 mL、5 mL、10 mL、30 mL);20%氨基甲酸乙酯,1%肝素(1 mL/kg),12%磷酸二氢钠溶液(5 mL/kg),5%碳酸氢钠溶液,生理盐水等。

(4)实验人员:阅读实验教程,预习实验报告,穿工作服,备手套。

(5)实验对象:家兔。

(二)实施与检查

1. 动物手术

(1)麻醉、固定:家兔称重后,从耳缘静脉注入 20%氨基甲酸乙酯麻醉后,仰卧固定于兔手术台上,颈部及一侧腹股沟部剪毛。

(2) 颈部手术:做颈部正中切口,分离气管和一侧颈总动脉,行气管插管术和颈动脉插管术。

(3) 腹部手术:切开腹股沟部皮肤,分离股动脉,行股动脉插管术,用三通管连接动脉插管以备用。

(4) 由耳缘静脉注入 1‰肝素(1 mL/kg),使全身肝素化。

2. 实验装置连接

(1) 动脉血压测定:将颈动脉插管通过三通管与压力换能器相连,连接在 BL-420 生物机能实验系统相应通道上,描记动脉血压。若压力换能器没有调零、定标,请参考相关指导。

(2) 呼吸运动测定:将弯针在动物腹部呼吸最明显处穿线,固定张力换能器,调整其松紧程度,连接在 BL-420 生物机能实验系统相应通道上,以描记呼吸曲线。

(3) 心电图测定:将针型电极分别对号插入家兔的四肢皮下,导线分别按右前肢(红)、左前肢(黄)、右后肢(黑)、左后肢(绿)的顺序连接在 BL-420 生物机能实验系统相应通道上,记录心电图波形。

3. 观察项目

(1) 记录正常血压和呼吸:调好实验记录装置,待动物安静 5 min 后,观察动物的一般状态,描记并测量动物正常动脉血压、呼吸曲线和心电图。

(2) 测定正常血液酸碱指标:打开股动脉插管连接的三通开关,取动脉血 3~5 mL,利用血气分析仪测定动脉血 pH 值、血浆二氧化碳结合力(CO_2CP)、二氧化碳分压($PaCO_2$)、氧分压(PaO_2)、标准碳酸氢盐(SB)、实际碳酸氢盐(AB)、剩余碱(BE)、阴离子间隙(AG),作为实验前的对照值。

(3) 制备酸中毒模型:用 30 mL 注射器从耳缘静脉缓慢注入 12‰磷酸二氢钠溶液(5 mL/kg)。

(4) 检测异常血液酸碱指标和功能状态:给药后 10 min,从股动脉取血,利用血气分析仪测定上述各项血液酸碱指标。同时观察并记录动物的一般状态,描记和测量动物正常动脉血压、呼吸曲线和心电图。

(5) 进行药物治疗:根据上述所测酸碱指标参数,判断其属于何种酸碱平衡紊乱类型,自行设计抢救方案。可参考下列方案治疗,经耳缘静脉注射 5‰碳酸氢钠溶液。补碱公式:所需补充的 5‰碳酸氢钠溶液的量(mL)$=|\Delta BE|\times$体重(kg)/2。

(6) 复检治疗后家兔功能状态:经 5‰碳酸氢钠溶液治疗后 10 min,从股动脉取血,利用血气分析仪测定上述各项血液酸碱指标。同时观察并记录动物的一般状态,描记和测量动物正常动脉血压、呼吸曲线和心电图。

(7) 复检再次给予碱性溶液后的血液酸碱指标:经耳缘静脉注射 5‰碳酸氢钠溶液 3 mL/kg,10 min 后从动脉取血,利用血气分析仪测定上述各项血液酸碱指标。

(三) 分析与评价

(1) 将每项实验中的血压、呼吸的变化结果收集、列表显示,以备分析和讨论使用。

(2) 讨论、分析与交流,综合分析实验过程的经验与教训,认真讨论实验结果的形成机制。

（3）处理动物与废物，清洗、清点仪器，还原、检查设备，清洁环境，关闭电源，填写仪器运转状况。

【注意事项】

（1）本实验观察指标较多，应做好分工，最好每人观察并记录一项指标。

（2）各导管和取血的注射器要肝素化，注意导管的畅通，随时缓慢推注，以防凝血。

（3）手术操作应轻柔、准确，减少手术性出血和不必要的创伤。

（4）实验前对记录系统要进行"压力信号定标"，并进行"自动调零"，以保证实验数据的准确。

【思考与探索】

（1）代谢性酸中毒时呼吸和血液酸碱指标有哪些变化特点？它是怎样发生的？

（2）代谢性酸中毒对机体有什么影响？临床上哪些病因可能会导致代谢性酸中毒？

（3）如何对代谢性酸中毒进行补碱治疗？

知识链接 ------------------------------------

代谢性酸中毒与药物治疗

代谢性酸中毒是指因细胞外液 H^+ 增加和（或）HCO_3^- 丢失而引起的以血浆 HCO_3^- 原发性减少，使血液 pH 值低于 7.35 的酸碱平衡紊乱。临床上导致代谢性酸中毒的常见原因：酸性物质产生增多，如缺氧、糖尿病、乙醇中毒、饥饿、持续高热等；酸性物质摄入太多，如水杨酸、稀盐酸等；酸性物质排出障碍，如肾功能障碍、肾皮质功能低下；碱性物质（碳酸氢盐）经肾脏或胃肠道丢失过多，如腹泻、肠吸引术、肠瘘、高钾血症等。

代谢性酸中毒的临床表现：①血压降低：可能是 H^+ 降低血管平滑肌和心肌对缩血管物质的敏感性。②心肌收缩力降低：可能是由于 H^+ 和 Ca^{2+} 竞争肌钙蛋白上的结合位点，H^+ 可使细胞内溶酶体破裂，释放心肌抑制因子（MDF），H^+ 可影响 Ca^{2+} 内流和肌浆网释放 Ca^{2+}。③血钾升高：可引起各种心律失常。酸中毒抑制中枢神经系统，表现出乏力、迟钝、嗜睡、昏迷。因体内酸中毒时，生物氧化酶活性降低，ATP 生成减少；另外，谷氨酸脱羧酶活性增加，γ-氨基丁酸增多，对中枢神经系统有明显抑制作用。慢性代谢性酸中毒还可以表现为骨质疏松、骨软化、纤维性骨炎、佝偻病等，原因是 H^+ 升高，骨骼释放钙盐进行缓冲，促进骨盐溶解。酸中毒干扰 $1,25-(OH)_2D_3$ 的合成，抑制小肠对钙、磷的吸收，促进佝偻病的发生。

临床上治疗代谢性酸中毒的方法有多种，代谢性酸中毒的药物疗法主要有以下几种。

（1）碳酸氢钠：代谢性酸中毒时最常用的药物。浓度有 1.5%、4% 和 5%。

（2）乳酸钠：不易发生碱中毒，多用于高钾血症、心跳骤停，及普鲁卡因胺、奎宁丁等使用过量所致的心律失常而并发代谢性酸中毒者。但需在有氧条件下经肝脏转化为 HCO_3^- 后才能纠正酸中毒，故在缺氧、肝肾功能不全及乳酸性酸中毒时，不宜使用。

常用 11.2% 溶液,1 mL 等于 1 mmol,可计算所需体积。用时将 11.2% 溶液用 5% 葡萄糖溶液或注射用水稀释成 1/6 mol/L 溶液(等渗溶液)静脉滴注。

(3) THAM(三羟甲基氨基甲烷):在体液内能与 H_2CO_3、乳酸、丙酮酸和其他代谢性酸中毒的 H^+ 结合,增加 HCO_3^- 浓度,故可用于治疗代谢性酸中毒、呼吸性酸中毒、混合性酸中毒及限钠者。若滴注过快,可引起低血压、低血钙、呼吸抑制,过量可致严重的低血糖,静脉滴注时如漏出血管可造成组织坏死。常用的有 3.63%、7.26% 两种。

(王岩梅)

任务 11　急性高钾血症及其解救

【任务要求】

(1) 制备急性高钾血症的动物模型。
(2) 观察急性高钾血症时的动物表现,并记录其心电变化的特征。
(3) 联系临床,了解高钾血症的抢救方案,观察其疗效。

【知识目标】

(1) 掌握急性高钾血症的概念、发病原因和机制。
(2) 熟悉急性高钾血症常见的临床表现和化验指标的变化。

【技能目标】

(1) 初步学会根据临床症状和化验检查诊断电解质紊乱的方法。
(2) 熟悉哺乳类动物动脉插管和耳缘静脉输液方法。

【态度目标】

(1) 树立"严谨求实,勤奋进取"的良好学风。
(2) 培养严谨的科学态度,养成理论联系实际的工作习惯。
(3) 初步培养科研素质和创新精神,增强团队合作精神。

【实施步骤】

(一) 实验准备

(1) 环境条件:机能实验室。
(2) 仪器设备:兔手术台,婴儿秤,动脉插管,心电记录装置 1 套,BL-420 生物机能实验系统,哺乳类动物实验手术器械 1 套,血液生化分析仪等。
(3) 试剂用品:静脉输液装置 1 套,三通管 2 个,注射器若干支(1 mL、5 mL、10 mL、30 mL),5 mL 抗凝试管,离心机;20% 氨基甲酸乙酯,1% 肝素(1 mL/kg),2%、4%、5%、10% 氯化钾溶液(1 mL/kg),10% 氯化钙,4% 碳酸氢钠溶液,生理盐水,葡萄糖胰岛素溶液

(50％葡萄糖 4 mL＋1 U 胰岛素)等。

(4) 实验人员:阅读实验教程,预习实验报告,穿工作服,备手套。

(5) 实验对象:家兔。

（二）实施与检查

1. 动物手术

(1) 麻醉、固定:家兔称重后,从耳缘静脉注入 20％氨基甲酸乙酯麻醉后,仰卧固定于兔手术台。

(2) 颈部手术:做颈部剪毛,做颈部正中切口,分离气管,行气管插管术。分离一侧颈总动脉,行颈动脉插管术,用三通管连接充满 1％肝素的动脉插管,以备取血用。

(3) 耳缘静脉输液:建立静脉输液通道,用三通管连接生理盐水输液,以备给药和抢救。

2. 实验装置连接

(1) 呼吸运动测定:将弯针在动物腹部呼吸最明显处穿线,固定张力换能器,调整其松紧程度,连接在 BL-420 生物机能实验系统相应通道上,以描记呼吸曲线。

(2) 心电图测定:将针型电极分别对号插入家兔的四肢皮下,导线分别按右前肢(红)、左前肢(黄)、右后肢(黑)、左后肢(绿)的顺序连接在 BL-420 生物机能实验系统相应通道上,记录心电图波形。

3. 观察项目

(1) 记录正常呼吸和心电:调好实验记录装置,待动物安静 5 min 后,观察动物的一般精神神经状态,描记并测量动物正常呼吸曲线和心电图。

(2) 测定正常血钾浓度:打开颈总动脉插管连接的三通开关,取动脉血 1 mL,利用血气分析仪测定动脉血钾浓度作为实验前的对照值。

(3) 制备高钾血症动物模型。

方法一:耳缘静脉推注法。首先缓慢推注(0.5 mL/min)2％氯化钾溶液 1 mL/kg,间隔 5 min 后重复,共 3 次。然后推注 5％氯化钾溶液 1 mL/kg,同样重复 3 次。最后按同样方法推注 10％氯化钾溶液。

方法二:耳缘静脉滴注法。4％氯化钾溶液每 2 min 15 滴,由耳缘静脉滴入。

(4) 观察记录检测异常血钾浓度和功能状态:给氯化钾溶液过程中,观察呼吸曲线和心电图波形的变化规律。出现 P 波低平增宽、QRS 波群低压变宽和高尖 T 波时,保存记录,同时取动脉血 1 mL 测定血钾浓度。

(5) 进行高钾血症抢救:用 10％氯化钾溶液(3 mL/kg)由耳缘静脉推入,待心电图出现正弦波或出现心室扑动或心室颤动波后,立即停止注入氯化钾溶液;迅速准确由耳缘静脉推注抢救药物(10％氯化钙 2 mL/kg 或 4％碳酸氢钠溶液 5 mL/kg,或葡萄糖胰岛素溶液 7 mL/kg)。若 10 s 内无法输入抢救药物,则救治效果不佳。

(6) 复检治疗后家兔功能状态:待心室扑动或心室颤动波消失,心电图基本恢复正常时,再次由颈总动脉取血 1 mL,测定救治后的血钾浓度。

（三）分析与评价

(1) 将每项实验中的呼吸曲线和心电图,以及血钾浓度的变化结果收集、列表显示,以备分析和讨论使用。

（2）讨论、分析与交流，综合分析实验过程的经验与教训，认真讨论实验结果的形成机制。

（3）处理动物与废物，清洗、清点仪器，还原、检查设备，清洁环境，关闭电源，填写仪器运转状况。

【注意事项】

（1）麻醉深浅要适度，以防干扰心电图记录。

（2）各导管和取血的注射器要肝素化，注意导管的畅通，随时缓慢推注，以防凝血。

（3）标本切忌溶血，以免影响血钾测定。

（4）给氯化钾溶液速度要慢，尤其是高浓度氯化钾溶液更应该慢，以免导致动物死亡。

（5）推注氯化钙抢救高钾血症时，速度宜慢，否则极易造成高血钙引起的动物骤死。

【思考与探索】

（1）高钾血症时，心电图的变化特点是什么？它是怎样发生的？

（2）高钾血症可能导致心跳骤停在何种状态？为什么？

（3）影响血钾浓度的因素有哪些？

知识链接

钾离子是人体内重要的电解质之一，血清钾的正常值为 3.3～5.5 mmol/L。引起高钾血症的原因有许多，对机体的危害主要表现在心脏，可使心脏的有效不应期缩短，兴奋性和传导性呈双相变化。轻度高钾血症，可出现兴奋性和传导性增强，重度高钾血症，可出现严重传导阻滞和兴奋性消失而导致心跳停止。同时高钾血症可使心脏自律性和收缩性均下降。

高钾血症的心电图表现：早期可见 T 波高尖，P 波低平增宽，QRS 波群低压变宽，S 波增深，严重时可出现正弦波，此时，心脏停搏或心室颤动已迫在眼前；还伴有多种类型的心律失常。

高钾血症抢救可采用：注射钠盐、钙盐溶液，以对抗高钾血症的心肌毒性；注射胰岛素、葡萄糖，以促进 K^+ 移入细胞内。

（王新芳）

任务 12　影响和调节胃肠运动的因素

【任务要求】

（1）观察胃肠运动。

(2) 分析影响和调节胃肠运动因素的作用与机制。

【知识目标】

(1) 掌握胃肠运动的各种形式,理解胃肠运动的功能。

(2) 分析神经和体液因素对胃肠运动影响的机制。

【技能目标】

(1) 学会家兔耳缘静脉麻醉方法和腹部手术的基本操作方法。

(2) 能正确辨认各消化器官,并能分离相关支配神经。

(3) 提高实验操作和解决实际问题的能力。

【态度目标】

(1) 培养严谨的实验态度,养成良好的学习工作作风。

(2) 发扬人道主义精神,树立救死扶伤的职业理念。

【实施步骤】

(一) 实验准备

(1) 环境准备:机能实验室。

(2) 仪器设备:兔手术台,哺乳动物手术器械 1 套,气管插管,保护电极,生物信号采集处理系统或生理刺激仪等。

(3) 试剂用品:20% 氨基甲酸乙酯,台氏液,生理盐水,0.01% 肾上腺素溶液,阿托品,0.01% 乙酰胆碱溶液,新斯的明;滴管,2 mL、5 mL、10 mL 注射器各 1 支,玻璃分针 2 支,丝线,纱布等。

(4) 实验人员:阅读实验教程,预习实验报告,穿工作服。

(5) 实验对象:家兔(实验前 2 h 喂食食物)(1 只/组)。

(二) 实施与检查

1. 动物手术

(1) 麻醉、固定:将家兔称重后,按 2.5 mL/kg 从耳缘静脉缓慢注入 20% 氨基甲酸乙酯,实施半麻醉。待家兔麻醉后,仰卧固定在兔手术台上。

(2) 颈部手术:沿颈部正中切开皮肤,分离气管并行气管插管术。

(3) 腹部手术:腹部剪毛,从剑突下沿腹中线剖开腹壁,暴露胃肠组织。在膈下食管末端找出迷走神经前支,分离 1～2 cm,穿线备用。用温热生理盐水纱布包裹肠管,并将肠管轻轻推向右侧,在左侧腹后壁肾上腺的左上方找出左侧内脏大神经,分离 1～2 cm,穿线备用。为了便于肉眼观察和保持胃肠的自然位置,可在腹壁切口的两侧用止血钳夹住腹壁向外上方提起并固定。

2. 实验观察

(1) 观察正常情况下胃肠运动情况,注意其紧张度、蠕动、逆蠕动、小肠分节运动等运动形式。

(2) 用保护电极以中等强度刺激膈下迷走神经 1～3 min,观察胃肠运动的变化。

(3) 用上述方法电刺激左侧内脏大神经,观察胃肠运动的变化。

(4) 在一段肠管上滴加 0.01% 乙酰胆碱溶液 5～10 滴,观察该段肠管有何变化。

(5) 在一段肠管上滴加 0.01% 肾上腺素溶液 5～10 滴,观察该段肠管有何变化。

(6) 耳缘静脉注射新斯的明 0.1～0.2 mg,观察胃肠运动的变化。

(7) 在(6)的基础上,耳缘静脉注射阿托品 0.5 mg(或滴加阿托品在肠管上),再观察胃肠运动的变化。

（三）分析与评价

(1) 收集每个实验项目中胃肠运动的变化结果,以备分析和讨论。

(2) 互相讨论、分析、交流,分享实验的经验与教训。

(3) 处理动物与废物,清洗、清点仪器,清洁环境,关闭电源。

【注意事项】

(1) 麻醉不宜过深,以免各种现象不明显。麻醉动物要保温,电刺激强度要适中,不可过强。

(2) 为了避免温度下降以及胃肠表面干燥而影响胃肠运动,应随时用温热的台氏液或生理盐水湿润胃肠。

【思考与探索】

(1) 胃肠运动有哪些形式? 它们有何生理意义?

(2) 胃肠运动受哪些神经与体液因素的调节? 各自有何作用?

(3) 结合日常生活,举例说明胃肠功能容易受哪些因素影响。

知识链接

胃肠各种形式的运动都是由胃肠平滑肌的活动完成的。胃肠道平滑肌运动的形式包括紧张性收缩、蠕动和分节运动等,其主要作用是对食物进行机械消化,并使食物与消化液充分混合,以利于食物的化学性消化和吸收。在人体内,消化管的运动受神经和激素的调节,交感神经兴奋时,胃肠运动减弱;而迷走神经兴奋时,胃肠运动增强。

(赵 莲)

任务 13 影响和调节尿生成的因素

【任务要求】

(1) 学习掌握膀胱、输尿管或尿道尿液引流的技术和方法。

(2) 观察和分析各种因素对尿生成的影响。

(3) 了解急性缺血性肾功能衰竭实验模型的制备方法。

(4) 观察和分析急性缺血性肾功能衰竭的可能发生机制。

【知识目标】

（1）掌握肾脏的基本功能。

（2）掌握尿生成的基本过程。

（3）能运用相关理论知识解释与分析实验现象。

【技能目标】

（1）熟悉哺乳类动物尿液引流的方法和耳缘静脉注射方法。

（2）提高运用综合知识、技能解决和处理实际问题的能力。

【态度目标】

（1）树立"严谨求实，勤奋进取"的良好学风。

（2）培养严谨的科学态度，养成求真务实的工作习惯。

【实施步骤】

（一）实验准备

（1）实验环境：机能实验室。

（2）仪器设备：哺乳类动物手术器械 1 套、兔手术台、动脉夹、动脉插管、气管插管、压力换能器、三通管、铁支架、计滴器、生物信号采集处理系统、离心机、721 分光光度计、水浴锅、刺激电极、保护电极、注射器（1 mL 及 20 mL）和针头、培养皿、试管和酒精灯、三脚架、石棉网、输尿管插管或膀胱插管等。

（3）试剂：20％氨基甲酸乙酯、生理盐水、20％葡萄糖溶液、垂体后叶素注射液、0.01％去甲肾上腺素、速尿、酚红、磺基水杨酸、肝素、试剂Ⅰ（二乙酰-肟-氨硫脲液）、试剂Ⅱ（酸混合液）等。

（4）实验人员：阅读实验教程，预习实验报告，穿工作服，备手套。

（5）实验对象：家兔（体重为 2～2.5 kg，1 只/组）。

（二）实施与检查

1. 动物手术

（1）麻醉、固定：家兔称重，在家兔耳缘静脉注射 20％氨基甲酸乙酯（5 mL/kg），全身麻醉后取仰卧位固定于兔手术台上。

（2）颈部手术：颈部剪毛，分离气管，做气管插管术。分离左侧颈总动脉，行左侧颈总动脉插管，通过压力换能器连接生物信号采集处理系统，描记动脉血压。分离右侧迷走神经，穿一丝线备用。

（3）腹部手术：剪去下腹部手术野被毛，可选择输尿管导尿法、膀胱导尿法或尿道导尿法进行尿液引流，连接生物信号采集处理系统，将引流的尿液对准计滴器记录尿量。

2. 实验装置连接

（1）准备检压系统：将动脉插管与压力换能器相连，通过三通开关用肝素充满动脉插管和压力换能器，排尽里面的空气，然后关闭三通开关备用。若压力换能器没有调零、定标，请参考相关说明。

（2）连接记录系统：将记录动脉的压力换能器连接在生物信号采集处理系统的通道 2

上,描记动脉血压;将插入输尿管内的插管或插入膀胱内的插管所引流出的尿液,滴在计滴器上,计滴器与生物信号采集处理系统的通道4连接,描记尿滴数;将刺激电极输入端与刺激输出口相连;将刺激电极输出端与保护电极相连。

（3）运行系统:打开计算机,启动生物信号采集处理系统,点击系统菜单,选择实验项目,调试相关参数。

3. 观察项目

（1）描记正常动脉血压曲线和尿量(滴数/分)。

（2）颈动脉插管处放血,取血样本5 mL,以2000 r/min的速度离心5 min,用吸管将血清吸出,置于另一清洁小试管内,测血尿素氮(方法见本实验附录)。

（3）取尿样本置于试管中,做尿蛋白定性实验、测尿素氮(方法附于本实验后)。

（4）用1 mL注射器由家兔耳缘静脉注射酚红1 mL。收集1 h内所有尿液,记录尿量,测定酚红排泄率(方法附于本实验后)。

（5）经耳缘静脉快速注射37℃生理盐水20 mL,观察并记录血压和尿量变化。

（6）静脉注入垂体后叶素2 IU,观察并记录血压和尿量变化。

（7）取尿液2滴,用尿糖试纸测定尿糖。然后静脉注射50%葡萄糖2 mL,观察并记录血压和尿量变化。待尿量明显增多后,再取2滴尿液用尿糖试纸定性测量尿糖。

（8）剪断右侧迷走神经,用保护电极以中等强度的脉冲电流间断刺激其外周端,观察并记录血压和尿量变化。

（9）静脉注射0.01%去甲肾上腺素0.5 mL,观察并记录血压和尿量变化。

（10）静脉注射速尿(5 mg/kg),观察并记录血压和尿量变化。

（11）制备急性肾缺血模型:在上述实验结束30 min后,按下列实验步骤继续进行实验。

① 实验前观察的指标:测血压、记录尿量变化。

② 肾缺血模型制备:自胸骨剑突向下剪开腹腔7～10 cm,轻轻拉出腹腔内容物,用温热生理盐水纱布覆盖后,置于左侧,在右后腹壁找到右肾动脉和右肾蒂等组织,分离右肾动脉,安置动脉夹。将覆盖有温热生理盐水纱布的腹腔内容物翻向右侧,在左后腹壁找到左肾和左肾蒂,分离左肾动脉约1 cm,安置一动脉夹,反复缺血预处理后,阻断肾脏血液供应60 min,用温热生理盐水纱布覆盖腹腔。60 min后,将左肾动脉夹去除,观察、确认肾血流恢复后,关闭腹腔。上述手术结束后,立即从耳缘静脉注射肝素(400 U/kg)。

③ 检测生化指标:颈动脉插管处放血,取血样本5 mL,以2000 r/min离心5 min,用吸管将血清吸出,置于另一清洁小试管内,测肾功能衰竭后血尿素氮。取5 mL尿样本置于试管中,加入磺基水杨酸1 mL,3～5 min后观察结果,做肾功能衰竭后尿蛋白定性实验。判定结果。

④ 处死动物:实验结束后,注入150 mL空气,以栓塞法处死家兔。遵从伦理道德,尽量减少实验动物的痛苦。

（三）分析与评价

（1）将每项实验中的血压、尿量和呼吸的变化结果收集、列表显示,以备分析和讨论使用。

(2) 互相讨论、分析、交流,分享实验的经验与教训。

(3) 处理动物与废物,清洗、清点仪器,还原、保存设备,清洁环境,关闭电源。

【注意事项】

(1) 本实验观察指标较多,应做好分工,最好每人观察并记录一项指标。

(2) 各导管和取血的注射器要肝素化,注意导管的畅通,随时缓慢推注,以防凝血。

(3) 手术操作应轻柔、准确,减少手术性出血和不必要的创伤。

(4) 实验前对记录系统要进行压力信号定标,并进行自动调零,以保证实验数据准确。

【思考与探索】

(1) 缺血或升汞中毒引起急性肾功能衰竭的机制如何?

(2) 急性肾功能衰竭时血尿素氮含量有哪些变化? 为什么?

(3) 急性肾功能衰竭少尿期有哪些变化?

(4) 肾的主要功能有哪些?

(5) 引起急性肾功能衰竭有哪些原因?

知识链接

　　肾脏通过泌尿作用来排泄代谢终末产物、调节内环境稳定,通过内分泌功能调节血压、电解质、红细胞的生成等,这些功能是通过肾小球的滤过、肾小管和集合管重吸收以及肾小管和集合管的排泄三个环节实现的,影响上述三个环节的因素都能影响尿的生成,引起尿的变化。

　　急性肾功能衰竭的影响因素包括肾前性因素(如急性肾脏缺血等)、肾性因素(如肾中毒等)和肾后性因素(如急性尿路梗阻等)。当肾功能损害达到一定程度时,则出现肾功能障碍,产生相应的肾功能衰竭表现。少尿型急性肾功能衰竭的发展过程可分为少尿期、多尿期和恢复期三个阶段。少尿期是病情最危重的阶段,内环境紊乱严重。急性肾功能衰竭的典型临床表现为少尿或无尿、高钾血症、代谢性酸中毒及氮质血症等,治疗以抢救急性肾脏缺血为主要原则,纠正水、电解质及酸碱平衡紊乱,尽早恢复内环境稳定。

【附】

一、尿素氮的测定

(1) 原理:血液和尿中的尿素氮在强酸条件下与二乙酰-肟-氨硫脲煮沸,可生成红色复合物,红色的深浅和尿素氮的含量成正比。

(2) 血清尿素氮的测定,操作方法见表3-13-1。混匀后,置水浴锅内煮沸 15 min,再冷却 3 min,将 721 分光光度计波长调到 540 nm,以空白管调零点,进行比色,记录测定管光密度和标准管光密度,按以下公式计算每 100 mL 血清中尿素氮的含量(mg)。

$$血清尿素氮 = \frac{测定管光密度}{标准管光密度} \times 10$$

表 3-13-1　血清尿素氮的测定方法 　　　　　　　　　　　单位：mL

试剂	测定管（缺血前）	测定管（缺血后）	标准管	空白管
1：5 稀释的血清	0.1	0.1	—	—
尿素氮标准液	—	—	0.1	—
蒸馏水	—	—	—	0.1
二乙酰单肟试剂	0.5	0.5	0.5	0.5
尿素氮试剂	5.0	5.0	5.0	5.0

二、酚红排泄实验

（1）原理：注入机体的酚红主要从肾排出，其中 94% 经肾近曲小管排泄，当肾小管功能受损时，酚红的排出则发生障碍。将注入酚红 1 h 内收集的尿液加碱显色后，与酚红标准液对比，可测定酚红自肾的排出率。

（2）方法：将 1 h 末尿液置于 1000 mL 量筒中，再加 100 g/L 的 NaOH 5 mL，充分显色后，再加蒸馏水至 1000 mL，混匀，与酚红标准液比色（波长 500 nm，用蒸馏水作空白对照管）。用以下公式计算。

$$酚红排泄率（\%/1\ h\ 末）=\frac{测定管光密度}{标准管光密度}\times50$$

（3）酚红标准液的配制：用电子天平准确称取一定量的酚红，以 5% NaHCO$_3$ 溶解，使每毫升含酚红 1000 μg。然后稀释，配成每毫升含酚红 10 μg，作为标准测定管。

三、尿蛋白定性实验

（1）原理：尿蛋白加热后变性，出现白色絮状沉淀。

（2）方法：取尿液 5 mL 置于试管内，以 2000 r/min 的速度离心 5 min，取上清液。上清液置于另一试管内，加热至沸腾，观察其混浊情况。加数滴醋酸，再加热至沸腾，混浊不退为尿蛋白阳性。加醋酸后混浊消失，是因醋酸可除去磷酸盐或碳酸盐所形成的白色混浊，判定标准如下。

－　表示尿液清晰，无混浊。

±　表示尿液仅在黑背景时才见白色浑浊。

＋　表示尿液轻度白色混浊，无絮状颗粒（含蛋白质 0.1～0.5 g/L）。

＋＋　表示尿液明显白色沉淀，呈薄乳样混浊（含蛋白质 0.5～2 g/L）。

＋＋＋　表示尿液混浊或有少量絮片白色沉淀（含蛋白质 2～5 g/L）。

＋＋＋＋　表示尿液出现絮状混浊，凝固成块（含蛋白质＞5 g/L）。

（王岩梅）

任务 14 影响循环、呼吸、泌尿功能的综合实验观察

【任务要求】

(1) 熟悉并掌握哺乳类动物手术操作方法。

(2) 学习多通道联合记录和使用生物信号采集处理系统。

(3) 观察肾上腺素受体激动药与阻断药对循环、呼吸和泌尿功能的影响。

【知识目标】

(1) 初步了解影响动脉血压、呼吸和尿量的综合因素。

(2) 能运用所学知识解释肾上腺素受体激动药与阻断药对家兔血压、心率、呼吸的影响及其相互作用的机制。

(3) 加深理解机体对内、外环境变化的整体反应效果和意义。

【技能目标】

(1) 学会家兔血压、心率、呼吸、尿量的直接测量方法和耳缘静脉输液方法。

(2) 提高运用综合知识、技能解决和处理实际问题的能力。

【态度目标】

(1) 培养严谨的科学态度,养成求真务实的工作作风。

(2) 树立全心全意为患者服务的职业精神。

【实施步骤】

(一) 实验准备

(1) 实验环境:机能实验室。

(2) 仪器设备:婴儿秤,兔手术台,哺乳动物手术器械一套,生物信号采集处理系统,动脉血压描记检测装置,压力换能器和张力换能器各一套,输尿管插管或膀胱插管,静脉输液装置一套,注射器(1 mL 5 支、2 mL 1 支、10 mL 1 支、20 mL 1 支),烧杯,刺激电极,保护电极,试管,酒精灯,三通管,计滴器等。

(3) 试剂用品:20%氨基甲酸乙酯,0.01%肾上腺素,0.01%重酒石酸去甲肾上腺素,0.005%盐酸异丙肾上腺素,1%酚妥拉明溶液,0.2%肝素生理盐水,1%肝素,生理盐水;纱布,CO_2 气囊,50 cm 长橡皮管等。

(4) 实验人员:阅读实验教程,预习实验报告,穿工作服,备手套。

(5) 实验对象:家兔,1 只/组。

(二) 实施与检查

1. 动物手术

(1) 麻醉、固定:家兔称重,从耳缘静脉缓慢注射 20%氨基甲酸乙酯 5 mL/kg 进行麻醉,仰卧固定于动物手术台上。

(2) 颈部手术过程如下。

① 颈部剪毛、备皮,做颈部正中皮肤切口,分离气管,行气管插管;用张力换能器的连线钩住家兔的胸廓,通过生物信号采集处理系统,记录家兔的呼吸变化。

② 分别分离右侧迷走神经和减压神经,各条神经穿双线,备用。

③ 分离左侧颈总动脉,备线;插管肝素化后,行左侧颈总动脉插管,通过三通管接动脉血压描记检测装置,记录动脉血压和心率。

（3）腹部手术:插管充满生理盐水后,行输尿管插管或膀胱插管;也可选择婴儿导尿管进行尿道插管,通过计滴器记录每分钟尿液滴数。

（4）静脉输液:由耳缘静脉按 1000 U/kg 剂量注射 1%肝素,使家兔全身肝素化;保留输液管,将生理盐水于耳缘静脉缓慢滴注(20～30 滴/分),以维持动物正常的生理状态,并建立静脉给药通道,通过三通管相连以作为给药备用。

2. 实验装置连接

（1）准备检压系统,将动脉导管与压力换能器相连,通过三通管用 1%肝素溶液充满动脉插管和压力换能器,排尽里面的气泡,然后关闭三通开关备用。若压力换能器没有调零、定标,请参考相关操作。

（2）将记录动脉的压力换能器连接在生物信号采集处理系统的通道 2 上,描记动脉血压;将描记呼吸的张力换能器连接在通道 1 上;将插入输尿管内的插管或插入膀胱内的插管所引流出的尿液,滴在计滴器上,计滴器与通道 4 连接,描记尿滴数;将刺激电极输入端与刺激输出口相连;将刺激电极输出端与保护电极相连。

（3）打开计算机,启动生物信号采集处理系统,点击系统菜单,选择实验项目,调整相关参数(表 3-14-1、表 3-14-2)。

表 3-14-1　生物信号采集处理系统采样参数表

通道	通道 1	通道 2
DC/AC	DC	DC
处理名称	张力	血压
放大倍数	100～200	100～200
Y 轴压缩比	4:1	4:1

注:采用记录仪采集信号,采样间隔为 1 ms,X 轴显示压缩比为 20:1。

表 3-14-2　生物信号采集处理系统刺激器参数表

刺激器项目选择	刺激器参数选择
刺激模式	串刺激
时程	5 s
波宽	1 ms
幅度	1 V
频率	20 Hz
延时	1 ms

3. 实验观察

（1）描记正常曲线:放开动脉夹,记录正常状态的动脉血压和呼吸波动曲线,记录尿滴数。血压曲线可以观察到三级波：一级波（心搏波）是由心室舒缩所引起的血压波动，心收缩时上升，心舒张时下降，其频率与心跳频率一致；二级波（呼吸波）是由呼吸运动时胸内压的变化所引起的血压波动，其频率与呼吸频率保持一致；三级波不常出现，可能是与心血管中枢的紧张性周期性变化有关。

（2）夹闭颈总动脉：用动脉夹夹闭右侧颈总动脉，阻断血流 15～20 s，观察血压、心率、呼吸和尿滴数的变化。

（3）静脉注射给药：描记给药前各项指标，待血压平稳后，即按下列顺序由静脉插管注入药物，每次给药后输入生理盐水 1.0 mL。实验前可先输入生理盐水 3.0 mL，连续 3 次，观察每次输入生理盐水是否引起血压、心率的变化。按下列顺序给药。

① 0.01％盐酸肾上腺素 0.1 mL/kg；

② 1％酚妥拉明 0.2 mL/kg；

③ 待血压稳定后，给予 0.01％肾上腺素 0.1 mL/kg；

④ 0.01％重酒石酸去甲肾上腺素 0.1 mL/kg；

⑤ 0.005％盐酸异丙肾上腺素 0.05～0.1 mL/kg（缓慢注射，以防血压过度降低）。

（4）电刺激降压神经和迷走神经：将降压神经或迷走神经置于保护电极上，点击刺激按钮，选择好刺激参数，观察血压和心率的变化。

（三）分析与评价

（1）收集每项实验中的血压、尿量和呼吸的变化结果并列表显示，以备分析和讨论使用。

（2）互相讨论、分析、交流，分享实验的经验与教训。

（3）处理动物与废物，清洗、清点仪器，还原、保存设备，清洁环境，关闭电源。

【注意事项】

（1）本实验观察指标较多，应做好分工，最好每人观察并记录一项指标。

（2）动物手术操作轻柔、出血少、动脉插管顺利、压力换能器和生物信号采集处理系统的正确使用是做好本实验的关键。

（3）酚妥拉明是 α 受体阻断剂，为了观察肾上腺素升压作用的翻转，若一次给药无效，可以补给一次，充分阻断 α 受体以便显出效果。

（4）每次给药前后记录血压、心率和呼吸，观察其变化情况。

（5）各导管和取血的注射器要肝素化，注意导管的畅通，随时缓慢推注，以防凝血。

【思考与探索】

（1）肾上腺素的 α、β 样作用对循环和泌尿系统有何影响？如何解释其对血压作用先升后降？

（2）试比较肾上腺素、去甲肾上腺素、异丙肾上腺素对心血管系统作用的异同点。

知识链接

生物体是一个极为复杂的有机整体，体内器官和系统的功能各异，但彼此之间并不是相互孤立的。体内各器官和系统在神经和体液因素的调节和控制下，相互影响、相互联系、相互制约、相互协调、相互配合,共同完成统一的整体生理功能。当某种刺激因素作用于机体后,不仅只是对一个器官的功能产生影响,而是对多个系统的功能同时发挥影响。

动脉血压的形成和稳定取决于心脏泵血、外周阻力和循环血量三个方面。凡能影响上述过程的因素,都能影响动脉血压。动脉血压的调节主要受神经、体液因素的调节。支配心血管的神经主要为心交感神经、心迷走神经和交感缩血管神经。神经末梢通过释放神经递质作用于相应的神经受体而起作用。神经系统对心血管的调节是通过各种反射来进行的,其中最重要的是压力感受性反射,即降压反射。

此外,动脉血压还受体液因素的影响。肾上腺素、拟胆碱药与抗胆碱药作用于心血管的相应受体,引起心血管的功能发生相应改变。肾上腺素和去甲肾上腺素对心脏和血管的作用,与交感神经兴奋的作用基本一致,不同之处主要是两者对心肌细胞膜和平滑肌上受体的亲和力存在差异。心肌细胞膜上以 β_1 受体为主,心、脑、骨骼肌和肝的血管平滑肌细胞膜上 β_2 受体占优势,皮肤、肾和胃肠道的血管平滑肌细胞膜上以 α_1 受体为主。肾上腺素对 β 受体的亲和力强,对 α 受体的亲和力较弱。去甲肾上腺素对 α 受体的亲和力强,对 β_1 受体次之,对 β_2 受体的亲和力最弱。

呼吸运动是呼吸中枢节律性活动的反应。呼吸中枢通过支配呼吸肌的膈神经和肋间神经,引起呼吸肌收缩,从而产生呼吸运动。呼吸运动能够有节律地适应机体代谢的需要,是呼吸中枢调节的结果。体内外各种刺激可以作用于呼吸中枢或通过不同的感受器反射性地影响呼吸运动。血液或脑脊液中 $PaCO_2$、PaO_2 和 H^+ 浓度的变化,通过化学感受器反射性地改变呼吸运动。呼吸的化学感受性反射是一种经常性发挥作用的调节活动,对维持血液 $PaCO_2$、PaO_2 和 H^+ 浓度有着十分重要的作用。尿的生成包括肾小球的滤过、肾小管和集合管的重吸收及分泌排泄三个过程。凡能影响上述过程的因素都可影响尿的生成,从而引起尿的质或量发生改变。尿量的多少主要取决于远曲小管和集合管对水和 Na^+ 的重吸收量。远曲小管和集合管重吸收水和 Na^+ 的功能,主要受抗利尿激素、醛固酮和心房钠尿肽等体液因素的调节。

(郑恒)

任务 15 家兔血压的调节与失血性休克的抢救

【任务要求】

(1) 制备失血性休克动物模型。

(2) 观察失血性休克动物的主要体征及血流动力学变化。

(3) 探讨失血性休克的发病机理和药物救治措施。

(4) 写出综合实验报告。

【知识目标】

（1）掌握心血管活动的神经及体液调节因素及作用机制。

（2）掌握失血性休克的判断依据和观察指标。

（3）能运用所学知识解释失血性休克的形成机制。

（4）比较不同药物在失血性休克治疗中的作用。

【技能目标】

（1）熟悉哺乳类动物血压、心率、呼吸、尿量的测量方法和耳缘静脉输液方法。

（2）提高运用综合知识、技能解决和处理实际问题的能力。

（3）初步学会制订有效的失血性休克抢救措施，并能解释各类药物所起的作用。

【态度目标】

（1）树立"救死扶伤，治病救人"的职业精神。

（2）培养严谨的科学态度，养成求真务实的工作作风。

【实施步骤】

（一）实验准备

（1）实验环境：机能实验室。

（2）仪器设备：婴儿秤，兔手术台，哺乳动物手术器械 1 套，BL-420 生物机能实验系统，动脉夹，压力换能器 2 套，张力换能器 1 套，恒温水浴灌流盒，动态微循环分析仪，血气分析仪等。

（3）试剂用品：20％氨基甲酸乙酯(5 mL/kg)，台氏液，1％明胶，1％普鲁卡因，1％去甲肾上腺素，20 mg/2 mL 多巴胺，1％肝素，生理盐水，1％山莨菪碱溶液，0.02 g/L 肾上腺素，1 g/L 异丙肾上腺素，1 g/L 酚妥拉明，普萘洛尔，右旋糖酐-40，5％$NaHCO_3$；静脉输液装置 1 套，5 mL、10 mL、20 mL 注射器各 1 支，三通管 2 个，插管 2 条，计滴器，20 mL 量筒，小烧杯，软质细胶管等。

（4）实验人员：阅读实验教程，预习实验报告，穿工作服，备手套。

（5）实验对象：家兔。

（二）实施与检查

1. 动物手术

（1）麻醉、固定：称重，从耳缘静脉缓慢注射 20％氨基甲酸乙酯 5 mL/kg 进行麻醉，观察角膜反射和四肢的肌张力，麻醉后的家兔仰卧固定于兔手术台上。

（2）颈部手术。

① 颈部剪毛、备皮，做颈部正中皮肤切口，行气管插管，以防窒息。

② 分离左侧颈总动脉、右侧颈外静脉，分别备线。

③ 插管肝素化后，行右侧颈外静脉插管，通过三通管连中心静脉压测定装置，并检测中心静脉压。

④ 插管肝素化后，行左侧颈总动脉插管，通过三通管接动脉血压描记检测装置，记录动脉血压和心率。

（3）腹部手术：插管充满生理盐水后，行输尿管插管或膀胱插管；也可选择婴儿导尿管进行尿道插管，通过计滴器记录每分钟尿液滴数。

（4）股部手术：插管肝素化后行股动脉插管，外接一段软质细胶管，以备放血用。

（5）肠系膜微循环观察。

① 向恒温水浴灌流盒内灌流 38 ℃左右的灌流液，该灌流液是用台氏液加 1% 明胶配成。

② 选择一段游离度较大的小肠袢，从腹腔拉出后，放入恒温水浴灌流盒的水浴槽内，使肠系膜均匀平铺在有机玻璃 F 形观察台上，压上固定板，调整灌流液平面，使液面刚好覆盖过肠系膜，用透射光源在生物显微镜下观察。

③ 在镜下选好视野，分清肠系膜各种血管，包括动脉、静脉和毛细血管（仅能通过一个红细胞的微血管），观察血流速度、口径及视野下某一固定区域内毛细血管袢数目，找出标记血管。以便固定视野，进行动态的前后比较，也可用显微电视进行动态观察。

（6）静脉输液：由耳缘静脉按 1000 U/kg 的剂量注射 1% 肝素，使家兔全身肝素化；保留输液管，建立静脉给药通道，用三通管相连以给药备用。

2. 连接实验装置

（1）准备检压系统：将动脉插管与压力换能器相连，通过三通管用 1% 肝素充满动脉插管和压力换能器，排尽里面的气泡，然后关闭三通管备用。若压力换能器没有调零、定标，请参考使用说明。

（2）将记录动脉的压力换能器连接在 BL-420 生物机能实验系统的通道 2 上，描记动脉血压；将描记中心静脉压的压力换能器连接在通道 1 上，将输尿管内的插管或膀胱内的插管所引流出的尿液，滴在计滴器上，计滴器与通道 4 连接，描记尿滴数。

（3）打开计算机，启动 BL-420 生物机能实验系统，点击系统菜单，选择实验项目，调整相关参数。

3. 观察项目

（1）放血前仔细观察并记录动物的动脉血压、中心静脉压、心率、呼吸、尿量、皮肤黏膜颜色、肠系膜微循环等各项指标以做对照。

（2）分别用动脉夹夹闭左侧颈总动脉 10 s 左右；用中等强度的电脉冲连续刺激减压神经；刺激迷走神经，观察描记血压变化。

（3）第一次放血：打开颈总动脉插管与注射器相连的侧管，使血液从颈总动脉流入 50 mL 注射器内，快速放血到平均动脉压为 5.33 kPa(40 mmHg)时，停止放血，观察并记录上述指标。放血 10～20 min 后，再次观察上述各项指标并作记录（连续记录）。

（4）第二次放血：使平均动脉血压再次下降到 5.33 kPa 时，在该水平上维持 20 min，每隔 10 min 观察上述指标的变化并作记录（连续记录）。

（5）扩容升压：停止放血，从耳缘静脉输入与失血量相等（两次放血量之和）的右旋糖酐-40（也可从颈内静脉回输自身血液），再观察上述各项指标的变化。

（6）防治酸中毒：继续从耳缘静脉快速静脉滴注生理盐水（30～60 滴/分），并输入 5% $NaHCO_3$ 溶液 10 mL 以及 1% 山莨菪碱溶液 1 mg/kg 抢救，再观察上述各项指标的变化及是否可恢复正常。

(7) 分组比较药物作用。

① 从耳缘静脉注射肾上腺素(按 0.1 mL/kg 给药),观察并描记血压变化;从耳缘静脉注射去甲肾上腺素(按 0.1 mL/kg 给药),观察并描记血压变化;从耳缘静脉注射异丙肾上腺素(按 0.1 mL/kg 给药),观察并描记血压变化。

② 普萘洛尔(心得安)(按 0.1～0.3 mL/kg 给药,在 5 min 内给完),观察并描记血压变化;静脉注射酚妥拉明(按 0.1～0.3 mL/kg 给药),观察并描记血压变化。

③ 自股静脉(或耳缘静脉)用注射器注射含有多巴胺的生理盐水(15 mL/kg),记录动脉血压的变化。

(三) 分析与评价

(1) 将每项实验中的血压、尿量、呼吸以及微循环的变化结果收集、列表显示(表 3-15-1),以备分析和讨论使用。

(2) 讨论、分析与交流,综合分析实验过程的经验与教训,认真讨论实验结果的形成机制,完成实验报告。

(3) 处理动物与废物,清洗、清点仪器,复原、保存设备,清洁环境,关闭电源,填写仪器运转状况。

表 3-15-1　血压的调节与失血性休克的抢救结果

实 验 项 目	血 压 变 化
夹闭插管对侧颈总动脉 10 s	
刺激减压神经	
刺激交感神经	
刺激迷走神经	
股动脉放血(第一次)	
股动脉放血(第二次)	
输去甲肾上腺素	
输肾上腺素	
输异丙肾上腺素	
输酚妥拉明	
输普萘洛尔	
输多巴胺	
回输兔血或右旋糖酐-40	
输 5% $NaHCO_3$	

【注意事项】

(1) 本实验观察指标较多,应做好分工,最好每人观察并记录一项指标。

(2) 各导管和取血的注射器要肝素化,注意导管的畅通,随时缓慢推注肝素,以防凝血。

(3) 手术操作应轻柔、准确,减少手术性出血和不必要的创伤。

（4）牵拉肠袢时要轻柔，微循环观察要求尽量将其固定在同一视野，以便比较。

（5）实验前对记录系统要进行压力信号定标，并进行自动调零，以保证实验数据的准确。

【思考与探索】

（1）两次放血所致的血流动力学变化有何不同？

（2）在休克不同的时期，各指标变化的原因是什么？

（3）用何种血管活性药物治疗失血性休克效果更好，为什么？

（4）如实验不成功，分析失败原因。

知识链接

正常生理状态下，人和哺乳动物血压恒定在一定范围内，而这种相对恒定的血压维持主要是神经和体液调节的结果。①心脏受心迷走神经和心交感神经双重支配。前者对心脏起抑制作用，后者起兴奋作用，都是通过其末梢所释放的递质与心肌细胞相应受体结合而发挥作用。②绝大多数血管主要受交感神经的单一支配；其末梢所释放的递质与血管平滑肌细胞膜相应受体结合，使血管收缩，故通常称之为交感缩血管纤维。③调节心血管活动的基本中枢在延髓。机体许多感受器受到刺激时，冲动传入中枢，均可反射地引起心血管活动的变化，其中颈动脉窦、主动脉弓压力感受器的降压反射经常反馈血压的变动，在维持动脉血压相对恒定方面发挥重要作用。④去甲肾上腺素（noradrenaline，NE）是去甲肾上腺素能神经末梢释放的主要递质，肾上腺髓质亦少量分泌。主要作用是激动 α 受体，对心脏 β_1 受体作用弱，对 β_2 受体几乎无作用。肾上腺素（epinephrine）是肾上腺髓质的主要激素，主要作用是激动 α 受体和 β 受体。异丙肾上腺素（isoprenaline）是人工合成品，化学结构是去甲肾上腺素氨基上的氢原子被异丙基所取代，是经典的 β_1 受体和 β_2 受体激动剂。多巴胺（DA）主要激动 α、β 受体和外周的多巴胺受体。酚妥拉明主要作用是阻断 α 受体。普萘洛尔是 β 受体阻断剂。

休克是机体在各种强烈致病因素作用下，引起有效循环血量急剧减少，组织血液灌流量严重不足，以致细胞损伤、各重要生命器官功能代谢严重障碍的全身性病理过程。引起休克的原因很多，分类方法也不一。一般按病因可分为失血性休克、失液性休克、创伤性休克、感染性休克、过敏性休克、心源性休克等。尽管导致休克的原因很多，但通过血容量减少、血管床容积增大和心输出量急剧降低三个起始环节，引起有效循环血量的减少、组织灌注量的减少是休克发生的共同病变基础。休克早期：交感神经兴奋和局部缩血管物质的作用，使毛细血管前阻力、后阻力均增加，且前阻力大于后阻力，大量真毛细血管网关闭，微循环出现少灌少流，灌小于流，组织呈缺血性缺氧状态。休克失代偿期（微循环淤血期）：毛细血管前阻力血管痉挛减轻，大量真毛细血管网开放，多灌少流，灌大于流，毛细血管血液"泥化"淤滞，处于低灌注状态，组织细胞呈淤血性缺氧状态。休克难治期（微循环衰竭期）：微血管发生麻痹性扩张，对血管活性物质失去反应，血流停止，不灌不流，微循环中可有微血栓形成，组织得不到氧气和营养物质供应。休克的典型临床表现为血压下降、脉搏细速、呼吸急促、皮肤苍白、四肢湿冷、少尿等症状。临床上经常通过输液补充血容量、改善微循环、防治酸中毒等措施来抢救失血性休克。休克是临床上常见的危重病症之一，若不及时抢救，可因器官功能衰竭和组织细胞的不可逆损伤引起死亡。

（王岩梅）

模块四
人体机能状况的调查与分析

【模块描述】

以人体或人群作为研究调查对象,了解病情,辨明病因,探索发病机制,寻找合理用药依据和策略,分析药物治疗效果,为临床诊断和治疗提供重要的实验和理论依据。通过临床病例的分析、社区健康及用药情况的调查等,学会将理论知识应用于临床实践。

【关键词】

人体机能,病例分析,社区调查,合理用药。

任务 1 人体 ABO 血型的检测和鉴定

【任务要求】

(1)学会用玻片法测定 ABO 血型,根据测定结果确定血型。

(2)观察红细胞凝集的现象。

【知识目标】

(1)通过人体 ABO 血型的测定,加深理解 ABO 血型的判断依据和分型原则。

(2)了解 ABO 血型测定与临床输血之间的关系。

【技能目标】

(1)学会人体 ABO 血型的测定方法。

(2)学会应用所学知识和技能解决实际问题。

【态度目标】

(1)培养无菌操作的观念,树立良好的职业精神。

(2)学会医患之间的沟通。

【实施步骤】

(一)实验准备

(1)实验环境:人体机能实验室。

(2) 仪器设备:显微镜、采血针、双凹玻片等。

(3) 试剂用品:A 型和 B 型标准血清、干净竹签、滴管、75% 乙醇棉球、干棉球、玻璃蜡笔等。

(4) 实验人员:阅读实验教程,预习实验报告,穿工作服。

(5) 实验对象:人体。每两名同学 1 组,互为被检对象;被检者清洁手部或耳垂,精神放松。

(二) 实施与检查

(1) 取干净双凹玻片一块,用玻璃蜡笔在两端分别标明 A、B 字样。

(2) 在 A 端、B 端凹面中央分别滴入 A 型和 B 型标准血清各一滴。

(3) 消毒耳垂或指端后,用消毒采血针刺破皮肤,分别用竹签刮取 1～2 滴血,使其分别与 A 型和 B 型标准血清充分混匀。放置 1 min 后用肉眼观察有无凝集现象,肉眼不易分辨者用低倍显微镜观察。

(4) 通过观察有无凝集现象来判定血型(图 4-1-1)。

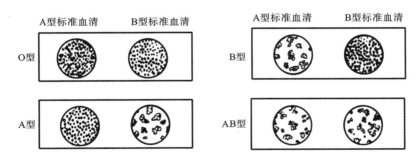

图 4-1-1　血型的判定

(三) 分析与评价

(1) 记录结果:实验结束后,全班同学将实验结果登记记录,分别统计出 A 型、B 型、AB 型、O 型的人数,并讨论。

(2) 互相评价:总结实验的经验与教训。

(3) 清点、清洗器械,关好水电,结束实验。

(4) 写实验报告。

【注意事项】

(1) 采血针和采血过程必须严格消毒,以防感染。

(2) 滴标准血清的滴管和混匀用的竹签,必须专用,两种标准血清绝对不能混淆。

(3) 注意区别凝集现象与红细胞叠连现象。发生红细胞凝集时,肉眼观察呈朱红色颗粒,且液体变得清亮。未发生红细胞凝集时,肉眼观察呈云雾状,且液体略显混浊。

【思考与探索】

(1) 已知甲某的血型为 A 型(或 B 型),现在又无标准血清,要求设计一实验来判定乙某的血型。

(2) 红细胞凝集和血液凝固有何区别?

知识链接

血型的发现

大出血会导致死亡,输血是挽救大出血患者生命最有效的治疗手段。自从1628年 William Harvey 发现血液循环以来,人类就不断进行输血的尝试。人类血型的发现,使得早期盲目输血飞跃为现代的安全输血。抗凝剂的发现和血液保存技术的不断创新,为现代血库的建立奠定了基础。随着一次性塑料输血器材的发明和血液成分分离技术的不断完善,将输血治疗由输全血飞跃成为成分输血。这一系列的飞跃和进展凝集了数代科学家们的艰苦探索。

1665 年牛津大学 Lower R 首次在狗身上进行动物输血。1667 年,法国哲学家 Denis 和外科医生 Emmerez 首次进行动物至人的输血,将 250 mL 羔羊血输给了人,接着就有人重复他们的实验,但往往出现极其严重的后果,甚至导致死亡,所以这些试验就慢慢地停顿下来,英国、法国等国也相继下令禁止给人输血。

产科医生 Blundell 为挽救大出血的产妇,仔细阅读前人有关输血的研究报道,认为输血失败的主要原因是给患者输入异种血,提出必须采用人血给患者进行治疗。这一观点被当时动物实验所证实,而接受异种血的动物均在 6 天内死亡。1818 年 Blundell 首次进行人至人输血,一共开展 10 次输血以抢救大出血的产妇,5 次获得成功。

1875 年 Landois 发现,异种的血液和血清接触之后,会出现凝集现象和溶血现象。于是人们开始理解,为什么动物血液输入人体以后会出现严重的反应。但是人与人之间的输血为什么也会出现严重反应,人们还是迷惑不解。1899 年英国病理学家 Shattok 报告,某些肺炎患者的血清与正常人红细胞混合时会发生凝集,而他采用几个正常人的血清去实验,却并未发现此现象,因而他推断这是炎症患者的特有的现象。

1900 年,病理学家 Karl Landsteiner(1868—1943)采集了他自己及其 5 名健康同事的血液,并分别混合其红细胞和血清,发现自身的血清不与自身红细胞发生凝集反应,但同事 Pletsching 的血清可与同事 Sturly 的红细胞发生凝集反应,而 Sturly 的血清可以凝集同事 Pletsching 的红细胞。Landsteiner 根据当时已知的抗原和抗体相结合的理论推断,认为血清中至少存在两种不同的凝集素(抗体)分别与红细胞上相应凝集原(抗原)结合,他分别称之为 A 凝集素(抗 A 抗体)和 B 凝集素(抗 B 抗体)。相应地,Landsteiner 推测在同事 Sturly 的红细胞上携带有 A 凝集原(A 抗原),而血浆中存在抗 B 抗体;同事 Pletsching 的红细胞上携带有 B 凝集原(B 抗原),而血浆中存在抗 A 抗体。Landsteiner 还发现他自己的血清可分别凝集 Sturly 和 Pletsching 的红细胞,Sturly 或 Pletsching 的血清并不能凝集 Landsteiner 自己的红细胞。为此,Landsteiner 根据各人红细胞上抗原的不同和缺乏将血液分为 A、B、C 三型,其中 C 型后被更名为 O 型。1901 年 Landsteiner 发表了有关血型分类的著名论文。1902 年 Landsteiner 的学生 Decastello 和 Sturli 除在更大的人群(155 例)中进一步证实了 Landsteiner 的 A、B、C 三型外,还发现了 4 例例外血型,他们的血清与 A、B、C 红细胞均不发生凝集反应,但其红细胞可被 A、B、C 血清所凝集,表明红细胞上存在 A、B 两种凝集原,后被称为 AB 型。至此,ABO 血型系统的四种血型被全部发现。Landsteiner 揭开了人类血型的奥秘,奠定了临床输血术的基础,为安全输血提供了保障,不仅为临床医学的发展作出了重大贡献,也大大推进了遗传学和法医学的发展,1930 年 Landsteiner 被授予诺贝尔生理学医学奖。此后,Landsteiner 还先后发现了 MN 血型、P 血型和 Rh 血型。

但遗憾的是,Landsteiner 发现的 ABO 血型的重要性及其在输血中的意义并没有很快引起人们的重视。第一次世界大战期间,由于战伤而大量失血的事件不断发生,用输血的方法挽救伤员生命的需要显得十分迫切。德国医学家 Ottenbers 根据 Landsteiner 的研究成果,第一次将凝集反应应用于输血前的配血试验,只有红细胞和血清混合后不发生凝集的人之间才能进行输血,结果大获成功,挽救了大量伤员,于是在大战中立即获得了推广。Ottenbers 还提出,在战伤急救中,如果来不及进行配血试验,可以直接应用 O 型血输给其他血型的人。从此,人们便把 O 型血的人称为"万能输血者"。

ABO 血型的判断与鉴别

ABO 血型系统是根据红细胞表面 A、B 凝集原的类型不同和有无将血型划分为 A型、B 型、AB 型和 O 型四种,ABO 血型系统的特点是在红细胞膜上有凝集原的同时,血清中存在天然的凝集素。A 型血的血清中有抗 B 凝集素,而 B 型血的血清中有抗 A 凝集素,AB 型血的血清中无凝集素,O 型血的血清中有抗 A、抗 B 两种凝集素。当 A 凝集原与抗 A 凝集素相遇或 B 凝集原与抗 B 凝集素相遇时,将发生特异性红细胞凝集反应。因此,可用已知标准血清中的凝集素去测定被检者红细胞上未知的凝集原,根据是否发生红细胞凝集反应来确定血型。

(赵　莲)

任务 2　人体出血时间、凝血时间的测评

【任务要求】
(1) 人体出血时间、凝血时间的测定。
(2) 生理止血功能的评价。

【知识目标】
(1) 通过人体出血时间和凝血时间的测定,了解生理止血功能的好坏。
(2) 加深对生理止血机制的理解。

【技能目标】
(1) 掌握人体出血时间和凝血时间的测定方法。
(2) 学会应用所学知识和技能解决实际问题。

【态度目标】

（1）培养无菌操作的观念，树立良好的职业精神。

（2）加强医患之间的沟通。

【实施步骤】

（一）实验准备

（1）实验环境：人体机能实验室。

（2）仪器设备：采血针、秒表、滤纸条、玻片等。

（3）试剂用品：75％乙醇棉球、2.5％碘酒、干棉球及大头针等。

（4）实验人员：阅读实验教程，预习实验手册，穿工作服。

（5）实验对象：人体。每两名同学1组，互为被检对象；被检者清洁手部或耳垂，精神放松。

（二）实施与检查

（1）测定出血时间：用2.5％碘酒、75％乙醇棉球消毒耳垂或末节指端后，用消毒后的采血针快速刺入皮肤2~3 mm深，让血自然流出。立即记下时间，每隔半分钟用滤纸条吸取血液1滴，使滤纸条上的血点依次排列，直到无血液流出为止。将滤纸条上血点数除以2，即为出血时间。正常人的出血时间为1~4 min。

（2）测定凝血时间（玻片法）：方法同上，刺破耳垂或末节指端后，用玻片接下自然流出的第一滴血，立即记下时间，然后每隔30 s用针尖挑血一次，直至挑起细纤维血丝为止。从开始流血到挑起细纤维血丝的时间即为凝血时间，正常人为2~8 min。

（三）分析与评价

（1）分析评价：实验结束后，收集实验结果，分析讨论，并总结实验的经验与教训。

（2）实验仪器：清点和清洗器械，关好水电，结束实验。

【注意事项】

（1）采血针和采血过程必须严格消毒，以防感染。

（2）采血针应锋利，让血自然流出，不可挤压。刺入深度要适宜，如果过深，组织受损过重，反而会使凝血时间缩短。

（3）针尖挑血，应朝向一个方向横穿直挑，勿多方向挑动和挑动次数过多，以免破坏纤维蛋白网状结构，造成不凝血假象。

【思考与探索】

（1）采血时为何不能挤压伤口？

（2）试述出血时间和凝血时间延长的临床意义。

（3）何谓生理止血？其过程如何？

知识链接

出血时间与凝血时间

生理止血是指在正常情况下,小血管破损后引起的出血在几分钟内就自行停止的过程。它包括小血管收缩封闭血管、血小板黏聚形成松软的血栓和血液凝固形成牢固的血栓三部分功能活动过程。出血时间是指从小血管破损出血起至自行停止出血所需的时间,实际是测量微小血管口封闭所需时间。出血时间的长短与小血管的收缩、血小板的黏着、聚集、释放以及收缩等功能有关。出血时间测定,可检查生理止血过程是否正常及血小板的数量和功能状态。凝血时间是指血液流出血管到出现纤维蛋白细丝所需的时间,测定凝血时间主要反映有无凝血因子缺乏或减少。

(赵莲)

任务3 不同状态下的人体心率和动脉血压的测评

【任务要求】

(1)测定人体不同状态下的心率和动脉血压。

(2)观察和记录运动、体位、呼吸、体温对心率和动脉血压的影响数据。

(3)分析相关数据。

【知识目标】

(1)加深认识和理解影响心率和动脉血压的因素及其机制。

(2)掌握和理解动脉血压的形成机制。

【技能目标】

(1)学会人体心率和动脉血压的测定方法。

(2)学会听诊器和血压计的使用。

【态度目标】

(1)重视医患沟通技巧。

(2)加强合作意识。

【实施步骤】

(一)实验准备

(1)实验环境:人体机能实验室。

(2)仪器设备:血压计、听诊器、秒表等。

(3)试剂用品:冰水等。

（3）实验人员：阅读实验教程，预习实验手册，穿工作服。

（4）实验对象：人体。

（二）实施与检查

1. 心率测定

（1）安静时心率及脉搏测量：被检者静坐 5 min，采用指触法测量脉搏时，通常将示指、中指和无名指放在被检者一侧手腕桡动脉搏动处。脉搏测量时先以 10 s 为单位，连续测量 3 个 10 s，其中两次相同并与另一次相差不超过 1 次时，即可认为是相对安静状态，否则应适当休息后继续测量，直至符合要求。然后，再测量 30 s 脉搏数乘以 2，即为心率。

（2）运动后即刻及恢复期脉搏的测量：令被检者以每 2 s 一次的速度连续做蹲起运动 3 min，然后取坐位，测定运动后即刻、2 min、4 min 和 6 min 的脉搏。

2. 动脉血压测量

（1）血压计和听诊器的结构如图 4-3-1 所示。血压计有台式血压计、表式血压计和电子式血压计。一般常用的台式血压计由检压计、袖带和充气球三部分组成。检压计是一标有压力刻度的玻璃管，上端通大气，下端和水银槽相通。袖带为外包布套的长方形橡皮囊，它连接橡皮管并与检压计的水银槽相通。充气球是一个带有螺丝帽的橡皮囊，供充气、放气用。听诊器由胸件、耳件和两者之间的传导管构成。

（2）正常动脉血压测定。

① 被检者暴露被检查的一侧上臂，静坐 5 min。

② 松开血压计充气球上的螺丝帽，将袖带内的空气完全放出，再将螺丝帽扭紧。

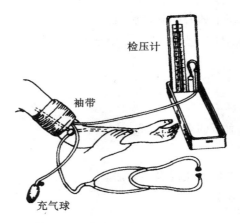

检压计

袖带

充气球

图 4-3-1　血压计和听诊器的结构

③ 让被检者前臂平放于台上，手掌向上，上臂与心脏在同一水平。将袖带裹于该上臂，其下缘应在肘关节上约 3 cm 处，松紧应适宜。

④ 将听诊器耳件塞入外耳道，其弯曲方向与外耳道一致，即略向前弯曲。

⑤ 在肘窝内侧用手指触及动脉搏动处，用左手将听诊器的胸件置于其上并进行听诊。

⑥ 测量收缩压：将血压计与水银槽之间的旋钮旋至"开"的位置。用右手持充气球，向袖带打气加压，使血压计的水银柱上升到听不到动脉音（或桡动脉处触不到脉搏）为止，此时注意倾听声音变化，在声音消失之后稍再加压 2.7 kPa（20 mmHg）。然后松开充气球上

的螺丝帽,缓慢放气(切勿过快),使水银柱缓慢下降,同时仔细听诊血管音。当听诊器突然出现"嘣嘣"样的第一声动脉音时,此时血压计上水银柱的高度即代表收缩压。

⑦ 测量舒张压:继续徐徐放气,水银柱继续缓慢下降,此时可听到血管音的一系列变化。声音由弱变强,而后由强突然变弱,最后完全消失。当血管音由强突然变弱的一瞬间,血压计上所示的水银柱刻度即代表舒张压。若认为血压数值不准确,可重复测量,但测量前,水银柱必须降至"0"刻度。

(3) 体位对血压的影响。

① 被检者仰卧于测量床上,休息 5 min 后测量其左、右手的血压。

② 被检者取立正姿势 15 min,其间每隔 5 min 测量血压一次,并记录测量数值。

(4) 呼吸对血压的影响。

① 向袖带内打气加压后,徐徐放气到听见收缩压的血管音为止,扭紧充气球上的螺丝帽,让被检者做缓慢的深呼吸 1 min,并记录数值。

② 让被检者做一次深呼吸后紧闭声门,对膈肌和腹肌施以适当的压力,在可能坚持的时间内测量其血压,并记录数值。

(5) 运动对血压的影响。

拉开袖带与检压计相连的橡皮管接头,注意不要取下袖带。让缠好袖带的被检者做原地蹲起运动,按每 2 s 一次的节律,连续做蹲起运动 3 min。结束后坐下测定运动后即刻、2 min、4 min 和 6 min 的血压,并分别记录其血压数值。

(6) 冷刺激对血压的影响。

被检者取坐位,测量其血压。令被检者的手浸入 4 ℃左右的冷水中(至腕部以上),经 30～60 s 后再测量血压,观察冷刺激对血压的影响。

(三) 分析与评价

(1) 结果分析:实验结束后,比较男、女两组和运动前、后血压的变化。

(2) 互相评价:分享实验的经验与教训。

(3) 实验仪器:清洁、清点设备,保持环境清洁。

【注意事项】

(1) 测压时室内必须保持安静。

(2) 重复测压时,须将袖带内空气放尽,使压力降至零位,然后再加压测量。

(3) 裹袖带要松紧适宜,并与心脏在同一水平。

(4) 实验结束后关闭水银槽,避免水银污染环境。

【思考与探索】

(1) 体位和呼吸改变后,血压有何变化?为什么?

(2) 根据统计结果,男、女两组,运动前、后血压的改变有无显著性差异?为什么?

知识链接

心率与动脉血压测定原理

心率测定的方法有心音听诊法、指触法和心率遥测法。

心脏在活动过程中产生的心音可通过周围组织传递到胸壁,用听诊器在胸壁特定部位听诊能测量出心率,此为心率直接测量法。

在一个心动周期中,心脏的舒缩会引起动脉血管内的血液产生周期性波动,导致管壁发生搏动,并能以波的形式沿管壁向外周传播,且与心脏活动周期一致。故用手指触摸到身体浅表部位动脉搏动速率,通常可以间接代表心率,此为心率间接测量法。

心率遥测法则是根据心脏活动时的电变化而采集心率的。心脏兴奋时的电变化传至体表,表面电极将心电信号接收后送入发射机,经接收后显示。

人体动脉血压测量采用听诊法,测量部位为上臂的肱动脉。用血压计的袖带充气,通过在动脉外加压,然后根据血管音的变化来测量血压。

通常血液在血管内流动时没有声音,但如果血液流经狭窄处形成涡流,则发出声音。当缠于上臂的袖带内充气后压力超过肱动脉收缩压时,肱动脉内的血流完全被阻断,此时用听诊器在其远端听不到声音。徐徐放气,降低袖带内的压力,当袖带内压力低于肱动脉收缩压而高于舒张压时,血液将断断续续流过肱动脉而产生声音,在肱动脉远端听到声音。继续放气,当袖带内压力等于舒张压时,血流由断续流动变为连续流动,声音突然由强变弱并消失。

因此,从无声音到刚刚听到的第一动脉音时的外加压力相当于收缩压,动脉音突然变弱时的外加压力相当于舒张压。

(李海涛)

任务4　人体体质机能状况的测评

【任务要求】

(1) 测定人体的肺活量。

(2) 进行人体台阶实验。

【知识目标】

(1) 加深对肺活量概念的理解,掌握正常肺活量值及其测评意义。

(2) 加深理解运动对心率影响的作用机制。

(3) 认知人体体质机能状况的基本评价指标。

【技能目标】

(1) 学会简易肺活量的测定方法。

(2) 学会肺活量计的使用。

(3) 学会台阶实验的测定操作方法。

【态度目标】

(1) 重视医患沟通技巧。

(2) 加强合作意识。

【实施步骤】

（一）实验准备

（1）实验环境：人体机能实验室或体质测定室。

（2）仪器设备：台阶实验测定仪、筒式肺活量计（或肺功能机）、秒表等。

（3）试剂用品：水、一次性吹嘴、鼻夹、75％乙醇、棉球等。

（4）实验人员：阅读实验教程，预习实验手册，穿工作服。

（5）实验对象：人体。

（二）实施与检查

1. 肺活量测定

（1）仪器调试：首先将肺功能机接通电源，打开电源开关，初始化显示屏上显示 0，使仪器处于工作状态。筒式肺活量计先加水，使内筒浮至 10 mL 刻度处。

（2）测定肺通气量：先将一次性吹嘴装在文氏管的进气口，被检者闭眼静坐，衔好一次性吹嘴，用鼻做平静呼吸。待适应后，使被检者呼吸筒内气体，按以下指令操作，读取浮筒刻度变化数值，即可计算出肺通气量。

① 正常平静呼吸，每次吸入或呼出的气量称为潮气量。

② 3～5 次平静呼吸后，在吸气末，再尽力吸气所能吸入的气量称为补吸气量。

③ 在平静呼气末，再尽力呼气所能呼出的气量称为补呼气量。

④ 在平静呼吸后，命被检者用最大能力深吸气，继之以最大能力深呼气，所呼出气量称为肺活量，测试两次，取最大值。

⑤ 命被检者最大限度深吸气，然后以最快的速度、尽最大能力深呼气，记录其第 1、第 2 和第 3 s 内呼出的气量，并计算出它们占全部呼出气量的百分比，称为时间肺活量。

2. 台阶实验

被检者采用每 2 s 上、下台阶一次的速度，连续做 3 min。测试并记录运动停止后 60～90 s、120～150 s、180～210 s 的三次脉搏数。如果被检者在运动中坚持不下去或无法保持上、下台阶频率 30 次/分者，测试人员应立即停止被检者的运动，然后以同样方法测取脉搏数并记录。

（三）分析与评价

（1）结果分析：实验结束后，分别求出本班男、女组肺活量的均数和标准差，并进行显著性检验；比较男、女两组三次脉搏数平均值的差异。

（2）互相评价：分享实验的经验与教训。

（3）实验仪器：清洁、清点设备，保持环境清洁。

【注意事项】

（1）测试前应向被检者讲解测试方法和动作要领，并做示范。

（2）被检者吸气和呼气均应充分，呼气不可过猛，防止因呼吸不充分而漏气，特别要防止用鼻子反复吸气而影响测试结果。

（3）测试必须用一次性吹嘴。若实施确有困难，对重复使用的吹嘴，使用前需进行严格消毒。

（4）实验前应检查浮筒有无漏气、漏水现象。

【思考与探索】

（1）运动时，肺活量会有变化吗？为什么？

（2）台阶实验对心输出量有何影响？

> **知识链接** ------------------------------

基础心率、安静心率和运动后即刻及恢复期心率的测定，可用于评定机能状态，了解和确定运动强度的大小，并可间接推算最大心率、心率储备、靶心率范围等。

测量血压是临床诊断心血管疾病及其他疾病对心血管功能影响的常用方法，也可用于评价正常人的心血管功能。运动后测量血压有助于观察心血管功能变化及推测恢复期运动量。

肺活量、时间肺活量是临床上肺功能检查重要的检查项目。肺活量可反映一次肺通气功能；时间肺活量（又称为用力呼气量）既可反映一次肺通气功能，又可反映呼气动力克服阻力过程，是动态衡量肺功能的较好指标。肺气肿等阻塞性肺病患者肺活量正常，但时间肺活量明显降低。

肺活量反映了肺的容积和肺的扩张能力，是评价人体生长发育水平和体质状况的一项常用机能指标。台阶实验是一种简易的评价心血管系统机能的定量负荷实验，主要是通过观察定量负荷持续运动的时间、运动中心血管的反应及负荷运动后心率恢复速度等指标，评定心血管系统机能水平。

（李海涛）

任务5 人体心脏功能的综合测评

【任务要求】

（1）掌握听诊心音的方法。

（2）掌握描记人体心电图的方法。

（3）熟悉无创性心功能测定的方法。

【知识目标】

（1）加深对心音和心电图形成的基本原理的理解。

（2）熟悉听诊器和心电图机的基本构造。

（3）熟悉生物信号采集处理系统及软件模块。

【技能目标】

（1）初步学会辨认正常心音。

（2）初步学会辨认正常心电图波形。

（3）初步了解心电图机的操作。

（4）初步学会运用心电图、心音图、心尖波动图和颈动脉脉搏图判断左心室功能。

【态度目标】

（1）学会医患沟通技巧。

（2）培养服务意识、安全意识。

【实施步骤】

（一）实验准备

（1）实验环境：人体机能实验室。

（2）仪器设备：生物信号采集处理系统、听诊器、心电图机等。

（3）试剂用品：导电液、纸巾等。

（4）实验人员：阅读实验教程，预习实验手册，穿工作服。

（5）实验对象：人体。

（二）实施与检查

1. 心音听诊

（1）确定听诊部位：被检者取坐位，解开上衣，检查者坐在其对面，确定心音听诊的各个部位。

二尖瓣听诊区：第 5 肋间左锁骨中线稍内侧。

三尖瓣听诊区：胸骨右缘第 4 肋间或胸骨剑突下。

主动脉瓣听诊区：胸骨右缘第 2 肋间。

肺动脉瓣听诊区：胸骨左缘第 2 肋间。

（2）听心音：检查者戴好听诊器（听诊器斜向前方）。以右手的示指、拇指和中指轻持听诊器胸件紧贴于被检者胸部皮肤上，依次（二尖瓣听诊区→主动脉瓣听诊区→肺动脉瓣听诊区→三尖瓣听诊区）仔细听取心音。心音听诊内容包括：心律、心率、区别第一心音与第二心音（根据两个心音在音调、响度、持续时间和时间间隔与心尖搏动的同步性）。

2. 心电图描记

（1）开机接线：接好心电图机的电源线、地线和导联线。接通电源，预热 $3\sim5$ min。被检者静卧于检查床上，全身放松。在手腕、足踝和胸前涂抹导电液并安放好引导电极。其顺序依次为红色—右手，黄色—左手，绿色—左足，黑色—接地。

V_1 在胸骨右缘第 4 肋间，白色—V_1。

V_2 在胸骨左缘第 4 肋间。

V_3 在胸骨左缘第 4 肋间与左锁骨中线第 5 肋间连线的中点，蓝色—V_3。

V_4 在左锁骨中线第 5 肋间。

V_5 在左腋前线第 5 肋间，粉色—V_5。

V_6 在左腋中线第 5 肋间。

（2）调机记录：调整心电图机放大倍数，使 1 mV 标准电压推动描笔向上移动 10 mm。然后，依次记录 Ⅰ、Ⅱ、Ⅲ、aVR、aVL、aVF、V_1、V_3、V_5 导联的心电。

(3) 读图分析。

① 波幅和时间的测量。

波幅:当 1 mV 的标准电压使基线上移 10 mm 时,纵坐标每一小格(1 mm)代表 0.1 mV。测量波幅时,凡向上的波形,其波幅自基线的上缘测量至波峰的顶点;凡向下的波形,其波幅应从基线的下缘测量至波谷的底点。

时间:心电图纸的走速由心电图机固定转速的马达所控制,一般分为 25 mm/s 和 50 mm/s 两挡,常用的是 25 mm/s,这时心电图纸上横坐标的每一小格(1 mm)代表 0.04 s。

② 波形的辨认和分析。

心电图各波形的分析:在心电图记录纸上辨认出各导联的 P 波、QRS 波群和 T 波,并根据各波的起点确定 P-R 间期和 Q-T 间期。

心率的测定:首先测量相邻两个 P 波(或相邻两个 R 波)的间隔时间 T。T 代表心动周期的长短,可取 5 个心动周期的平均值来计算心率。

心电图各波段的测量:选择一段 I 导联基线平稳的心电图,测量 P 波、QRS 波群和 T 波的时程、电压,以及 P-R 间期和 Q-T 间期的时程。

(4) 同步观察并记录心电图(ECG)、心音图(PCG)、心尖搏动图(ACG)和颈动脉脉搏图(CPT),判断心室收缩功能。

① 仪器连接。生物信号采集处理系统各通道信号输入设置如下:通道 1 为生物电信号,接心电输入;通道 2 为压力信号,输入心音信号;通道 3 为压力信号,输入颈动脉的脉搏信号;通道 4 为压力信号,输入心尖搏动信号。被检者平卧,肌肉放松。双侧手腕内侧、双踝内侧涂导电液,接心电图电极;将脉搏/心音换能器置于心尖波动最明显处,描记心尖搏动图和心音图;将脉搏换能器置于左侧颈总动脉搏动最明显处,记录颈动脉脉搏图。

② 观察记录。通道 1~4 依次为心电图(ECG)、心音图(PCG)、颈动脉脉搏图(CPT)和心尖搏动图(ACG)(图 4-5-1)。

a. 心电图:P 波、QRS 波群和 T 波;Q-T、P-R 间期;S-T 段。

b. 心音图:第一心音(S_1),第二心音(S_2)。

c. 颈动脉脉搏图:上升支、下降支、降中波和降中峡。

d. 心尖搏动图:5 点和 4 波,具体如下。

C 点即心脏收缩波起点。

E 点即心脏收缩波顶点(左心室开始射血)。

P 点即心脏收缩波下降支的起点(E-P 间期相当于快速射血期)。

O 点即心尖搏动图最低点,代表心脏二尖瓣开放。

F 点即由快速充盈转变减慢充盈。

心房收缩波(F-C)、心室收缩波(C-O)、快速充盈波和缓慢充盈波(O-F)。

③ 心脏射血功能分析。

a. Q-S_2 或 TEMS(总电机械收缩期):心电图 QRS 波群起点 Q 至第二心音主要成分 S_2 的距离。

b. LVET(左心室射血时间):左心室向动脉射血的时间,为 CPT 的 u 波至 i 切迹,正常大于 310 ms。

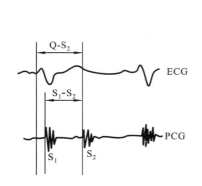 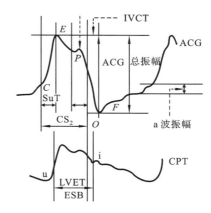

图 4-5-1　心动周期心功能各项指标及测量

c. PEP（射血前期）：左心室去极化开始至射血开始，等于 TEMS 减去 LVET，正常小于 90 ms。

d. MS 或 S_1-S_2（机械收缩期）：第一心音高频产生至第二心音主动脉瓣成分的距离。

e. IVCT（等容收缩时间）：等于 MS－LVET，常小于 36 ms。

f. PEP/LVET（血流动力学比率），是评价左心室功能比较敏感的指标。

（三）分析与评价

（1）结果分析：区别第一心音和第二心音；认识心电图波形，比较不同导联心电图的特点；比较 ECG、ACG、PCG 和 CPT 波形的特点和意义。

（2）互相评价：分享实验的经验与教训。

（3）实验仪器：清洁、清点设备，保持环境清洁。

【注意事项】

（1）实验室内必须保持安静。

（2）橡皮管不得交叉、扭结，橡皮管切勿与其他物体摩擦，以免发生摩擦音，影响听诊。

（3）如呼吸音影响听诊时，可令被检者屏气，以便听清心音。

（4）记录心电图时连接线勿接错。

（5）记录心电图时若出现干扰，应检查地线是否接好、导联电极是否松动、被检者肌肉是否放松。

（6）在颈总动脉处小心放置脉搏传感器，防止高度敏感者发生意外。

【思考与探索】

（1）第一心音和第二心音是如何产生的？瓣膜病变对心音会产生怎样的影响？

（2）心电图与心脏生理活动有什么关系？

（3）试用所学的知识评价心脏收缩功能。

知识链接

ECG 反映心脏兴奋的发生和传导过程；PCG、ACG 和 CPT 反映心脏的机械活动，几种指标同步描记,可观察心动周期各时相的时程、心室收缩与舒张的波形与振幅,即根据心缩间期(STI)和心舒间期(DTI)指标判断心脏的收缩射血功能与舒张充盈功能。

（李海涛）

任务6　人体感官功能的测评

【任务要求】

(1) 测定双眼视力。
(2) 测定双眼不同颜色的视野。
(3) 测定双耳听力。

【知识目标】

(1) 加深理解视力和视野的基本概念。
(2) 熟悉视力和视野测定的基本原理。
(3) 理解声音的传导途径。

【技能目标】

(1) 学会视力、视野的测定方法。
(2) 学会声音的传导途径的判断。
(3) 学会视力表和视野计的使用。

【态度目标】

(1) 学会医患沟通技巧。
(2) 感受感官实验特色。

【实施步骤】

(一) 实验准备

(1) 实验环境:人体机能实验室。
(2) 仪器设备:视力表、指示棒、遮眼板、视野计、视标(白、红、黄、绿)、音叉等。
(3) 试剂用品:铅笔、棉球、米尺、视野图纸等。
(4) 实验人员:阅读实验教程,预习实验手册,穿工作服。
(5) 实验对象:人体。

(二) 实施与检查

1. 视力测定

(1) 被检者距视力表(E 型)5 m 远,其头部与表平行,光线均匀而充足,用遮眼板遮住一侧眼,用另一侧眼看视力表,并按检查者的指点从上到下进行识别,直至能辨认清楚最小的视标缺口方向为止。此时即可从视力表上直接读出其视力值,用同样方法检查另一侧眼的视力。

(2)若被检者对最上一行字(表上视力值0.1)无法辨认,则需令被检者向前移动,直至能辨认清最上一行字为止。测量出被检者与视力表的距离再按下述公式推算出视力:

$$被检者视力=0.1×被检者与视力表距离(m)/5$$

2. 视野测定

(1)视野计的使用方法。最常用的视野计为弧形视野计(图4-6-1),由圆弧、眼托架、托颌架和各色视标组成。圆弧刻度,表示由该点射向视网膜周边的光线与视轴之间的夹角,即视野界;在圆弧内面为可上、下移动的托颌架,托颌架上方附有眼托架,测定时附在被检者眼窝下方。将视野计对着光线充足的地方放好,被检者把下颌放在托颌架上,眼眶下缘靠在眼托架上。调整托颌架的高度,使眼恰与弧架的中心点位于同一水平位置。遮住一侧眼,用另一侧眼注视弧架的中心点,进行测试。

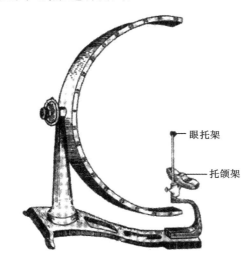

眼托架

托颌架

图 4-6-1   弧形视野计

(2)视野的测定。检查者将白色视标紧贴弧架,并从周边向中央慢慢移动,随时询问被检者是否看见了白色视标。当被检者回答看到时,就将视标移回一些,然后再向前移,重复试一次,待得到一致结果后,就将被检者刚能看到视标时所在的点标在视野图纸上。将弧架转动30°,重复上述操作,得出12个点,将视野图纸上的12个点依次连接起来,就得出视野的范围(图4-6-2)。按照相同的操作方法,测定红、黄、绿各色视觉的视野。

3. 耳的气传导和骨传导测定

(1)比较同侧耳气传导和骨传导(任内实验)。被检者取坐位,将敲响的音叉柄立即置于被检者一侧颞骨乳突部,此时,被检者可听到音叉振动的嗡嗡声(骨传导),当声音刚刚消失时,立即将音叉移至被检者同侧外耳道口处,此时被检者可听到声音(空气传导);反之,先置音叉于外耳道口处,当听不到响声时再将音叉移至乳突部,被检者仍听不到声音。用棉球塞住同侧外耳道(模拟空气传导障碍),重复上述实验(图4-6-3),比较气传导和骨传导的时间变化。

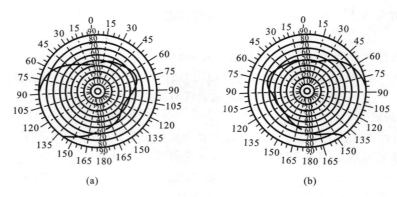

(a)　　　　　　　　　　　　　(b)

图 4-6-2　视野图纸的使用

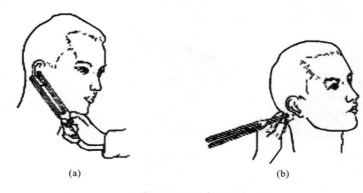

(a)　　　　　　　　　　　　　(b)

图 4-6-3　任内实验

（2）比较两耳骨传导（韦伯实验）。用敲响的音叉柄置于被检者前额正中发际处,比较两耳的声音响度。用棉球塞住一侧外耳道（模拟空气传导障碍）,重复上述实验,比较两耳感受到的声音响度。

（三）分析与评价

（1）结果分析。

① 统计全班同学的近视发生率。

② 画出视野图,比较左眼上、下及鼻侧和颞侧视野差别,不同颜色视标差别。

③ 根据听觉实验结果和所学的理论知识进行分析与比较。

（2）互相评价:分享实验的经验与教训。

（3）实验仪器:清洁、清点设备,保持环境清洁。

【注意事项】

（1）视力测定时,被检者的距离应准确,光线要符合要求。

（2）视野测试时,提醒被测眼不得转动,只能用"余光"观察视标,测试有色视野时,应以看出视标的颜色为准。

（3）听力检测时,应保持室内安静。

【思考与探索】

(1) 什么原因可导致视力降低？

(2) 视野在什么情况下可发生改变？发生近视时视野会变化吗？

(3) 化脓性中耳炎导致鼓膜穿孔时声音传导有何变化？

知识链接

　　临床上将鼓膜或听小骨发生病变引起的耳聋称为传导性耳聋,将耳蜗或听神经病变引起的耳聋称为神经性耳聋。传导性耳聋气传导减弱或消失,骨传导相对增强;而神经性耳聋气传导和骨传导均较弱或消失。用任内实验比较气传导和骨传导,气传导大于骨传导为阳性,气传导小于骨传导为阴性;用韦伯实验比较两耳骨传导。传导性耳聋韦伯实验阴性,任内实验偏向患侧;而神经性耳聋韦伯实验阴性,任内实验偏向健侧。

（李海涛）

任务7　临床病例病因与病情讨论

【任务要求】

(1) 根据提供的病例资料,比较和分析患者的机能变化情况,说明疾病的发生与发展的机制。

(2) 写一篇关于疾病发病机制的文献综述。

【知识目标】

(1) 巩固和强化相关机能学理论知识的理解与记忆。

(2) 初步了解循证医学的思维方法。

(3) 了解机能学研究最新进展。

【技能目标】

(1) 初步学习临床病例讨论与分析方法。

(2) 学会运用相关医学知识,初步分析临床常见病、多发病发病机制。

(3) 学习医学文献的查询、综合和归纳方法。

【态度目标】

(1) 培养理论联系实际、严谨求实的科学态度。

(2) 引领学生认识本职工作任务,了解本职工作要求。

【实施步骤】

（一）实验准备

（1）环境准备：机能实验室、图书馆。

（2）资料准备：多个病案，文献资料等。

（3）人员准备：相关理论知识复习，讨论提纲。

（二）实施与检查

（1）以实验小组形式，按任务要求，查阅资料，独立分析，分组讨论。

（2）实验小组推荐主讲者发言，组内成员补充完善，其他小组人员进行讨论、辩论。

（3）教师引导分析，归纳总结，检查评价。

（三）分析与评价

（1）完成讨论分析报告。

（2）回答思考问题。

（3）收集、整理各组修改讨论稿和文献综述，选评出优秀者，形成论文集，在学校内部出版。

病例一

患者，男，57岁。

现病史：因重感冒引起咳嗽、气喘加重3天而急诊入院。有长期吸烟史。

体格检查：血压（BP）19.3/11.7 kPa（145/88 mmHg），心率（P）116次/分，呼吸频率（R）35次/分，听诊双肺可闻及啰音，皮肤呈浅灰色，指甲发绀。

入院诊治：患者入院后即采血进行血气分析并进行纯氧吸入治疗，随后进行胸部X线透视检查。半小时后患者情况恶化，当医生被叫到患者床边时患者已处于深度昏迷状态。患者肤色已由浅灰转为潮红，呼吸浅而弱，频率为11次/分。BP 11.97/6.7 kPa（90/50 mmHg），P 140次/分。此时血气分析示：血红蛋白160 g/L，PaO_2 5.99 kPa，$PaCO_2$ 12.2 kPa，pH值为7.35，HCO_3^- 48 mmol/L。

问题：

（1）患者发生了什么类型的酸碱平衡紊乱？

（2）患者发生了哪些（种）性质的缺氧？

（3）患者经治疗后皮肤为什么由浅灰色转为潮红色？

（4）对该患者应采取哪些抢救措施？如何给氧？患者入院后状况恶化的原因是什么？

病例二

患者，女，32岁。因感冒引起气喘加重3天。

现病史：患者幼时曾因咽喉肿痛行扁桃体摘除术，16岁曾因"风湿性心脏病，二尖瓣狭窄、关闭不全"入院治疗。4年前患者开始于劳动时出现心悸气短，心电图显示心房纤颤，近半年来症状加重。1个月前，曾在晚间睡梦中惊醒，气喘不止，经急诊抢救好转而回家。近2周来自觉上坡或登楼梯时头晕、心悸、气短，休息后好转。最近症状进一步恶化，2周来有时夜晚入睡后感到胸闷而惊醒，并坐起喘气和咳嗽。

体格检查：T 37.8 ℃，P 145次/分，R 32次/分，BP 14.6/10.6 kPa，重病面容，神志清

楚,端坐呼吸,口唇明显青紫,颈静脉怒张,呼吸浅快,双肺水泡音。心尖抬举性搏动,心界向两侧扩大,心音强弱不等,节律不齐,心尖部可听到收缩期吹风样及舒张期隆隆样杂音,肺动脉第二心音亢进。两肺有广泛的湿啰音。腹膨隆,腹腔积液征阳性。肝在肋下 6 cm,有压痛,脾在肋下 3 cm。指端呈杵状。下肢明显凹陷性水肿。胸部 X 片可见自肺门呈蝶形云雾状阴影,肺纹理增多。心脏呈球形,向左右扩大。心电图显示:心房纤颤、左心室劳损。多普勒超声心动图显示:有二尖瓣狭窄和关闭不全,舒张期及收缩期右室壁普遍肥厚及动力增强,左右心腔扩大。

入院诊治:入院后即给予抗生素、洋地黄和利尿剂,次日夜晚患者突然出现呼吸困难、烦躁不安,从口鼻涌出泡沫样液体,经抢救无效死亡。

问题:

(1) 心力衰竭有哪些分类?该患者属于哪一类心力衰竭?其依据是什么?

(2) 该患者的心功能不全时有何变化?原因是什么?

(3) 患者的心率为什么会加快?这有什么利弊?

(4) 患者出现了哪种类型的心肌肥大?这有什么代偿意义?为什么最终还会转向衰竭?

(5) 患者为什么会出现夜间阵发性呼吸困难?端坐姿势为什么能缓解呼吸困难?

(6) 该患者的治疗原则是什么?

病例三

患者,男,47 岁。

主诉:肝区疼痛 10 天,呕吐大量暗红色血块 3 天。

现病史:7 年前常规体格检查发现为乙型肝炎病毒携带者,平时常有肝区隐痛不适,未进行系统治疗。10 天前劳累后出现肝区疼痛、烦躁、厌食、失眠。3 天前突然呕出大量暗红色血块,遂急诊入院。

体格检查:T 37.8℃,P 96 次/分,BP 12/8 kPa(90/60 mmHg),重病面容,皮肤轻度黄染,上胸部有数个蜘蛛痣,腹呈蛙腹状,腹壁静脉充盈,移动性浊音(+),肝、脾触诊不满意,双下肢凹陷性水肿。

实验室检查:红细胞 2.98×10^{12}/L,血红蛋白 88 g/L,白细胞 9.6×10^9/L,白细胞分类正常,HBsAg(+),丙氨酸氨基转移酶 188 U/L,白蛋白 14.4 g/L,球蛋白 39.6 g/L,血氨 96 mmol/L,pH 值为 7.48,$PaCO_2$ 3.55 kPa,HCO_3^- 19.3 mmol/L,血 Na^+ 136 mmol/L,血 Cl^- 103 mmol/l,血 K^+ 4.0 mmol/L。

入院诊治:入院后经止血不再呕血;因有低蛋白血症和贫血而给予输血;给予高蛋白饮食。5 天后,患者突然出现意识模糊,言语错乱,1 天后昏迷。经乳果糖灌肠、静脉滴注左旋多巴和复方支链氨基酸,2 天后神志恢复。其后常有类似发作,有时因饮用鸡汤而引起,发作间歇神志清楚,对发作情况无法回忆,以后又排黑便 4 次。3 周后患者又突然大量呕血,经抢救无效而死亡。

问题:

(1) 此患者有哪些肝功能损害表现?其依据是什么?

(2) 患者出现精神神经症状的原因是什么?诱因有哪些?

（3）患者的血氨为什么会升高？其危害是什么？

（4）患者出现了哪些类型的酸碱平衡紊乱？你是如何判断的？

（5）患者的饮食是否合理？为什么？患者治疗的依据是什么？

【注意事项】

（1）病例讨论前应认真复习相关机能学理论知识，以确保讨论有针对性。

（2）注意发挥团队协助作用，以确保讨论参与有广泛性。

【思考与探索】

（1）进行病例讨论前需做好哪些准备工作？

（2）通过病例讨论你的最大收获是什么？

知识链接

医学文献综述

　　医学文献综述是指围绕医学科学中某一专题收集、查阅大量近年来的文献资料，并对其进行分析、整理、归纳后所撰写而成的综合性学术论文。医学文献综述是医学科学研究工作中的重要工具之一，主要体现有以下作用："仙人引路""事半功倍""窥斑见豹""与时俱进""顺藤摸瓜"和"历练新手"。撰写医学文献综述和科研论文有明显的不同，综述的特点是专题性与综合性、翔实性与信息性、可读性与生动性、时效性与可塑性。

　　1. 写作步骤　医学文献综述的写作步骤包括选题，收集、阅读文献，整理资料，拟定提纲，综述写作。综述题目确定后，就要大量收集和阅读有关的中文和外文文献。收集和阅读的文献越多越好。文献应是近期的，要阅读近几年发表的原始文献。在精读和泛读的过程中，特别要注意写好读书笔记或文摘卡片，为综述的写作准备资料。

　　2. 格式与要求　文献综述的基本格式包括文题、署名、关键词、前言、正文、小结和参考文献。其要求如下所述。

　　（1）综述文题常用进展、现状、进展与前景、概况等作为标题。它反映综述的中心内容、主要观点和问题。题目要体现"新"，就必须包含更多、更新的资料，对新进展、新发现进行进一步的综述。

　　（2）前言又称序言、引言或导言。以简明的短文介绍综述的立题依据、写作目的及有关的概念或定义，本专题的历史、现状、存在问题及不同学派的争论焦点。通过前言可以了解本专题的轮廓，并引起读者的兴趣。应注意前言部分不宜过长，要求文字简练、重点突出。

　　（3）正文是综述的核心部分和主体部分。正文无固定格式，是作者对文献仔细学习达到融会贯通后用自己的语言加以介绍；在提出问题、分析问题和解决问题的过程中，叙述各家的观点，尤其是不同的观点，也可以适当结合自己的观点，从不同的角度叙述本专题的历史背景、现状、存在的问题、解决的方法及发展方向。写作时应注意以下几个方面：①要客观地反映原作者的论点和实验结果，不可歪曲，要尊重他人的工作成果；②论述问题要明确，对不同的观点、肯定意见一般写在前面，否定意见写在后面,并可根据自己的经验稍加评论;③注意用词的语气,不同的用词之间是有区别的,如常用的"公认""有报告认为""实验证明""提示"等;④综述一般不使用图解和照片。

（4）小结是对主体内容进行扼要的概括,要求与前言内容呼应。小结包括综述的意义、争论的焦点、发展的趋势、作者自己的观点和见解。

（郑　恒）

任务 8　临床病例药物治疗讨论

【任务要求】

（1）根据提供的病例资料,分析判断治疗方案的合理性。
（2）写出相应病例用药分析的发言提纲。
（3）完成一篇关于相关疾病治疗药物不良反应的分析报告。

【知识目标】

（1）巩固和强化相关机能学理论知识。
（2）加深专业相关知识的综合应用。
（3）比较和分析各类药物作用,以及提供合理的用药指导意见。

【技能目标】

（1）学习临床病例讨论分析的思维方法。
（2）运用所学知识,进行临床病例用药的初步分析。
（3）学习临床用药观察和检测的方法。

【态度目标】

（1）加深对专业岗位职业技能的认识。
（2）加强职业道德的培养。

【实施步骤】

1. 实验准备
（1）环境准备:机能实验室、模拟药房、图书馆。
（2）资料准备:多个病案、文献资料。
（3）人员准备:复习相关知识,讨论提纲。

2. 实验过程
（1）以实验小组形式,按任务要求查阅资料、独立分析、分组讨论。
（2）实验小组推荐主讲者发言,组内成员补充完善,其他小组人员进行讨论、辩论。
（3）教师引导分析,归纳总结,检查评价。

3. 实验结束

(1) 完成讨论分析报告。

(2) 回答思考问题。

(3) 收集、整理各组修改讨论稿和文献综述,选评其中优秀稿件形成论文集。

病例一

患者,男,34 岁,干部。

主诉:感冒咳嗽后持续性喘息 24 h。

现病史:阵发性呼吸困难 6 年,曾以"哮喘"发作多次住院,1 周前感冒咳嗽,1 天前突然气喘发作,胸闷,咳嗽频繁,持续性喘息,有进行性加重趋势,服药不能缓解而以"哮喘持续状态伴肺部感染"入院治疗。

体格检查:患者入院后精神、食欲欠佳,大、小便正常,睡眠尚可,体重无明显改变;T 38℃,P 104 次/分,R 26 次/分,BP 110/70 mmHg;端坐位,呼气困难,表情焦急,口唇、手指发绀,两肺呼吸音减弱并布满哮鸣音,肺底有小水泡音;血常规示白细胞 1.4×10^9/L。

诊断:哮喘持续状态伴肺部感染。

讨论要点:

(1) 沙丁胺醇、氨茶碱和糖皮质激素联合治疗哮喘持续状态的目的及作用机制。

(2) 氨苄青霉素的作用机制及应用目的。

病例二

患者,女,60 岁,夏季入院。

主诉:进食不洁食物后解冻状便 10 余次。

现病史:1 天前因进食不洁食物后出现畏寒、发热、腹痛、腹泻,大便共 10 余次,量少,开始为黄色稀便,后为红白冻状便,伴肛门坠胀、大便不畅感,无恶心、呕吐。遂来我院就诊,以"急性细菌性痢疾"收入院。

既往史:既往身体健康。

体格检查:患者入院后精神、食欲欠佳,小便正常,大便每日 2 次,排红白冻状便,睡眠尚可,体重无明显改变;T 38.5℃,P 90 次/分,R 20 次/分,BP 110/70 mmHg;神志清楚,精神稍差,皮肤弹性尚可,眼眶无凹陷;心肺正常;腹软,肝脾肋下未及,左下腹压痛,无反跳痛,肠鸣音活跃。

辅助检查:血常规示红细胞 3.9×10^{12}/L,血红蛋白 112g/L,白细胞 1.79×10^9/L,中性粒细胞 91%,淋巴细胞 9%;大便常规示白细胞＋＋＋,红细胞＋＋,巨噬细胞少许;大便细菌培养有福氏志贺菌生长。

诊断:急性细菌性痢疾。

讨论要点:请给出处理原则与用药方案。

病例三

患者,男,65 岁。

主诉:血压增高 20 年伴胸闷 4 年,受凉后加重 1 周。

现病史:患者于 20 年前因头痛、头晕、血压增高,诊断为"高血压",间断口服"复方降压片"等药物,血压可降至正常;4 年前劳累后开始出现气短、胸闷,常伴有咳嗽、咳痰,无咯血;2 年前自觉体力下降、失眠,但无明显下肢水肿;近 2 个月来体力活动明显下降,轻微活动后即出现气短、胸闷,休息后不能完全缓解;1 周前受凉后出现加重的胸闷、阵发性呼吸困难、咳嗽、咳痰,痰中带血丝,为粉红色泡沫痰;夜间不能平卧,需端坐呼吸;休息时亦有胸闷、气促。遂来我院就诊,以"原发性高血压、高血压心脏病、慢性充血性心力衰竭、心功能 Ⅳ 级"收入院。

体格检查:患者入院后精神、食欲欠佳,大、小便正常,睡眠差,体重无明显改变;T 36.5 ℃,P 120 次/分,R 26 次/分,BP 150/96 mmHg;神志清楚,表情痛苦,精神紧张,半坐位;口唇轻度发绀,双侧颈静脉怒张,肝静脉回流征阳性;双下肺叩诊浊音,两肺底可闻及湿啰音及散在哮鸣音;心尖部可触及抬举性搏动,心界向左下扩大,心率 120 次/分,心尖部可闻及 3/6 级收缩期杂音,心尖区可闻及舒张期奔马律,律齐;腹部稍膨隆,肝、脾未触及,双下肢无明显水肿。

辅助检查:X 线胸片示左心室增大,左心房轻度增大,主动脉稍宽,双肺下野肋膈角处见 Kerley B 线,双下肺肺纹理稍模糊;超声心动图示左心室腔增大,射血分数低于正常。心电图示窦性心动过速,偶发房性早搏,左心室肥厚。

诊断:原发性高血压;高血压心脏病;慢性充血性心力衰竭,心功能 Ⅳ 级。

讨论要点:请给出处理原则与用药方案。

【注意事项】
(1)病例讨论前应认真复习相关机能学理论知识,以确保讨论有针对性。
(2)注意发挥团队协助作用,以确保讨论参与有广泛性。

【思考与探索】
从病例讨论中学到了什么技能?对今后的临床实际工作有何指导意义?

知识链接

抗生素不良反应与合理用药

随着社会的发展,如何安全、有效、合理地用药已成为社会关注的热点。对于药品的合理使用不仅仅局限于药品具有的疾病治疗作用,同时也要求在治疗疾病的同时,所使用的药品应当尽可能少地出现药物不良反应(ADR)。在我国,据有关部门统计,药物不良反应中抗生素引起的不良反应比例最高,其发生数量和严重程度都排在各类药品之首。

(一)抗生素的不良反应

目前常用的抗生素品种有几百种,抗生素在医学中发挥了重要作用,但其在用药过程中也引发了一些不良反应。抗生素在使用后数秒钟至数小时乃至停药后相当长的一段时间内均可发生不良反应。常见的不良反应有如下几类。

(1)过敏反应,表现为固定型药疹、荨麻疹、血管神经性水肿等,严重者可出现过敏性休克,甚至会引起患者死亡。

(2)对人体各器官或组织出现直接损害的毒性反应,表现为神经、肾脏、肝脏及胃肠道器官的病理性损害和造血功能障碍。

（3）与其他药物合用时可引发或加重不良反应，如红霉素和四环素能抑制地高辛的代谢，氨基糖苷类药物庆大霉素与呋喃苯胺酸类合用时，有引起耳毒性增加的报道等。

（4）二重感染，这是长期大量使用抗生素造成机体微生态系统状态失衡的结果，有消化道感染、肠炎、肺炎、尿路感染和败血症等。

（二）合理用药原则

抗生素本身有不良反应，抗生素的不合理使用一方面可以加重不良反应，另一方面可以引起细菌耐药性。合理应用抗生素的基本原则是在安全的前提下确保有效。一般来说，抗生素不良反应是在应用过程中伴随出现的，如 β-内酰胺类的致敏性、氨基糖苷类的耳毒性等，但是抗生素在治疗上具有应用量大、面广、品种多、更新快、各类药品之间相互作用关系复杂、联合用药日趋增多、预防用药日趋广泛等特点，因此抗生素的不良反应发生率及耐药性仍然逐年增加。这些问题的发生，除抗生素本身的因素外，与药物的有效选择、合理应用也有重要关系。而合理使用抗生素需根据具体患者具体分析，制订出个体化治疗方案。没有一个固定方案可以在不同情况下套用，选择针对性较强的抗生素是取得良好抗感染治疗疗效的关键。怎样做到有效选择和合理应用抗生素呢？

（1）严格按照用药指征和适应证选药，不滥用抗生素。选择针对性较强的抗生素是确保取得抗感染治疗疗效的关键，抗生素的选择首先要掌握不同抗生素的抗菌谱，每一种抗生素各有不同的抗菌谱与适应证。若能检出细菌最好做药物敏感实验，选用最敏感的抗生素。单纯病毒感染性疾病及非细菌性发热应视为抗生素使用的禁忌证，如感冒大多为病毒感染所致，不要将抗生素作为退热"万能药"，只要一见到感冒发热的患者就使用抗生素。此外，还应根据患者全身情况、肝肾功能、感染部位、药物代谢动力学特点、细菌产生耐药性的可能性、不良反应和价格等方面综合考虑。

（2）应用抗生素不应该盲目更换。在抗生素的使用过程中，若使用某种抗生素疗效不好，要全面分析是否有药物剂量不足、用药时间短、给药途径不当、抗生素选择不合理、全身免疫功能差等因素存在，若与以上因素有关，只要对这些因素加以调整和改善，疗效就会提高，而不要盲目更换抗生素，这样既造成药物浪费，又容易产生耐药性。一旦确认某种抗生素无效时应及时更换药物，以免延误治疗。

（3）严格控制预防性用药。经临床实践证明确有效果的抗生素的预防性用药仅限于少数情况。如：风湿热患者定期采用青霉素 G 以消灭咽部溶血性链球菌，防止风湿热复发；结肠手术前采用卡那霉素、新霉素等作肠道准备等。严格控制抗生素的预防性使用，能不用的尽量不用或少用，不明原因的发热、病毒感染以及黏膜局部预防性使用抗生素，会带来很多不必要的副作用，如过敏反应、耐药性、毒副作用等。

（4）合理联合用药。联合用药是指在疾病的治疗过程中，同时使用两种或两种以上的药物。联合用药的指征主要有：①单用一种药物不能很好地控制疾病，为了增加药物的疗效而采用联合用药，多采用有协同作用的药物联合；②为了减轻药物的毒副作用，患者不能耐受其不良反应，加用另一种抗生素可减少该药的剂量，以达到同样的疗效。但红霉素、林可霉素这两种药的作用基本相同，联合应用却可以加大其毒副作用,常见的有胃肠道反应,属不合理用药。

(5)严格掌握用药剂量和给药间隔。许多患者,病情较重时尚能按时按量服药,一旦病情缓解,服药便随心所欲。抗生素的药效依赖于有效的血药浓度,如达不到有效的血药浓度,不但不能彻底杀灭细菌,反而会使细菌产生耐药性;服药间隔也大有讲究,通常所说的一天三次,大部分人都是在三顿饭时吃药,白天已把三次药吃完,这样的吃法通常不符合抗生素的特点。严格地说,一天三次应为每隔 8 h 吃一次,一般是早六点、下午两点、晚上十点吃;一天两次应为每 12 h 吃一次,一般是早八点和晚上八点吃,这样才有利于药物发挥其疗效。另外,值得注意的是,有些抗生素宜空腹服用,因为饭后服用,食物会影响药物吸收或者使药物利用率降低。

(6)防止二重感染及耐药菌的产生。应用抗生素的剂量较大、时间较长时容易发生二重感染。为了减少该现象的发生,在使用广谱抗生素时,应该密切观察口腔黏膜的变化,定期检测大小便、痰的性状,若有可疑细菌感染者,应该立即停用抗生素并予以相应的治疗。为了防止耐药性的产生,应该严格掌握抗生素适应证,在治疗开始时就应该给予足量、满疗程,以防止耐药菌的产生。

(7)把握好抗生素的处方管理。为保障人民用药安全、有效,方便广大人民群众自我保健和药疗,我国对药品实行处方药与非处方药分类管理制度。所谓处方药,是指必须凭执业医师或执业助理医师处方才能购买和使用的药物。抗生素多为处方药,不能盲目地自己购买使用,以免延误病情又增加经济负担。如果人们对药物知识了解不够,随意在药店购买抗生素使用,又不掌握其适应证,这样很容易发生不良反应。因此,抗生素必须凭处方购买并在医师或药师的指导下使用。

在我国抗生素的使用非常广泛,医院的使用率非常高,许多老百姓的家里都会备有抗生素,不要自行购买抗生素,应在医生的指导下合理使用抗生素。合理使用抗生素,不只是对专业的医务人员要求,普通的民众和患者也要有合理使用的意识,大家应该积极参与,这样才能促进我们国家抗生素的合理使用,避免药物的不良反应和细菌耐药现象的不断加剧。

(郑恒)

任务 9 社区健康咨询与服务

【任务要求】
(1)制订健康咨询与服务实施方案。
(2)进行健康咨询与服务活动。
(3)完成一篇社区健康咨询与服务的调查问卷和调查报告。

【知识目标】
(1)巩固和强化相关机能学理论知识。

(2)加深专业相关知识的综合应用。

【技能目标】

(1)学习开展社区健康咨询与服务的方法。

(2)强化专业职业技能的训练。

(3)初步学会社区健康保健宣教和社区医疗服务方法。

【态度目标】

(1)加深对专业岗位职业技能的认识。

(2)加强职业道德的培养。

(3)树立为社区基层送医送药的服务思想。

【实施步骤】

1．实验准备

(1)环境准备:社区医疗服务站,机能实验室。

(2)资料准备:调查问卷,健康宣传资料。

(3)人员准备:复习相关知识,做好心理准备。

(4)用品准备:调查用品、简易诊疗仪器。

2．实施与检查

(1)以社区调查与服务活动小组形式,按任务要求,编写相关调查问卷。

(2)以社区调查与服务活动小组形式,按任务要求,完成社区健康咨询和服务活动。

(3)活动小组推荐主讲者发言,组内成员补充完善,其他小组人员进行讨论、辩论。

(4)教师引导分析,归纳总结,检查评价。

3．分析与评价

(1)回收调查问卷。

(2)写出调查分析报告。

(3)讨论、汇报调查结果。

【注意事项】

(1)进行社区服务要注意安全,不要独自活动。

(2)进行社区服务要注意方式、方法,要有耐心,注意与人沟通技巧。

(3)进行医药服务时,要有带教老师指导。

【思考与探索】

(1)根据你的调查和了解,你认为基层医疗服务工作现状如何?

(2)根据你的调查和了解,基层社区群众最需要哪些医疗卫生服务?

知识链接

健康调查问卷

一般而言,调查问卷的整体格式分为四大部分:第一,问卷名称和问卷主要相关主题内容,以告诉答卷人所要回答的方面;第二,对于问卷人基本情况的调查,如性别、工作职务、年龄等,切忌涉及姓名等具体的情况,这一部分方便调查者在日后的统计中,对答卷人进行分类整理;第三,问卷的正文;第四,结束语,包括此次问卷的保密性,并对答卷人的合作表示谢意。调查问卷即包括以下的部分:进行调查的目的、答题说明、问题和选项、受访者背景资料、致谢。

(一) 调查问卷的设计步骤

设定调查的范围和写出具体问题。

1. 设定调查范围

(1) 设定调查问题的范围,其关键是要从选题的目的和需要着眼,绝不能偏离。

(2) 对问题回答的可能性要有一个基本的估计,有些属于个人隐私的问题,恐怕不易得到答案。

(3) 问题太多,导致完成问卷的时间太长等,均需要避免。

2. 写出具体问题

(1) 所列问题应简单明确。

(2) 消除受访者的疑虑,一般一个问题只包含一个调查指标。

(3) 问题不带倾向性,不能诱导受访者回答某一个问题。

(4) 同类问题排列一起,问题排列的先后以先易后难为原则,开放性问题尽量放在后面。

(5) 一般而言,涉及事实的问题是用选择性;有关了解看法的问题可用1~5来表示(例如:1代表极不同意;5代表极同意)。

(6) 问卷草拟后,应该邀请其他人扮演受访者,尝试回答问卷中的题目。这些经验可以大大提升问卷的质量。

(二) 调查问卷的注意事项

1. 注意事项 指示要清楚易明;问卷前面的问题是比较容易回答的;供选择的答案项目要完整列出;同一个题目的所有选项必须相互排斥;问题的用词要精确及适当;问题要具体;问卷的布局要美观、清晰;预留足够的空间给受访者填写资料/意见。

2. 避免事项 避免包括与研究没有关系的问题;不宜设计太多没有固定答案的问题;避免直接询问受访者确切年龄、收入或其他私人的问题;不宜询问受访者一些尖锐性或威胁性的问题;不要以否定或双重否定方式提问;避免询问发生在很久以前的事情;不要用"引导性"问题,不要用"有倾向性"问题,不要一题多问。

健康调查报告

一般来说,调查报告应该包含以下一些内容:调查的目的、调查的方法、调查的时间、样本的情况、调查的内容、调查表的分析、分析结果、提出自己的看法等。

调查报告是对某项工作、某个事件、某个问题,经过深入细致的调查后,将调查中收集到的材料加以系统整理,分析研究,以书面形式向上级汇报调查情况的一种文书。其特点是具有写实性、针对性、逻辑性。

调查报告撰写格式包括标题、署名、正文。篇幅:3500~5000字。

1. 标题 标题可以有两种写法。一种是规范化的标题格式,基本格式为"××关于××××的调查报告""关于××××的调查报告""××××调查"等。另一种是自由式标题，包括陈述式、提问式和正副标题结合使用三种。陈述式如"东北师范大学毕业生就业情况调查"；提问式如"为什么大学毕业生择业倾向于沿海和京津地区"；正副标题结合式，正标题陈述调查报告的主要结论或提出中心问题，副标题标明调查的对象、范围、问题，如《高校发展重在学科建设——××××大学学科建设实践调查》等。标题是文章标题的写法，如："西部企业生态立旗'一石三鸟'""××市蔬菜的品种结构问题""兴'母亲水窖'工程 摆脱缺水窘境"。

2. 署名 标题下面要署名，即写姓名、年级、班级。

3. 正文 正文一般分前言、主体、结尾三部分。

（1）前言：简明说明调查的目的、时间、地点、对象或范围，做了哪些调查，本文所要报告的主要内容是什么。这一部分，主要是介绍基本情况和提出问题，写法可灵活多样。

（2）主体：主要是对事实的叙述和议论。一般把调查的主要情况、经验或问题归纳为几个问题，分为几个小部分来写。每个小部分有一个中心，加上序码来表明，或加上小标题来提示、概括这部分的内容，使之眉目清楚。

（3）结尾：结尾的写法也比较多，可以提出解决问题的方法、对策或下一步改进工作的建议；或总结全文的主要观点，进一步深化主题；或提出问题，引发人们的进一步思考；或展望前景，发出鼓舞和号召。

（郑恒）

任务 10 社区医药咨询与服务

【任务要求】

（1）制订调查问卷，进行问卷调查，收集调查资料，进行统计与分析。

（2）完成一篇相关社区用药情况调查及用药宣教的调查报告。

【知识目标】

（1）巩固和强化相关机能学理论的学习和理解。

（2）拓展学生的知识面与提升学习兴趣，加深专业相关知识的综合应用。

【技能目标】

（1）初步学会社区用药情况调查及用药指导的方法。

（2）运用所学知识，进行调查结果统计分析及项目报告。

【态度目标】

（1）培养团结合作、乐于助人的精神。

（2）逐步形成良好的医患沟通的关系。

【实施步骤】

1. 实验准备

(1) 环境准备:社区医疗服务站,机能实验室。

(2) 资料准备:调查问卷,健康宣传资料,相关疾病的用药宣传资料。

(3) 人员准备:相关知识复习,心理准备。

(4) 用品准备:调查用品、简易诊疗仪器。

2. 实施与检查

(1) 以社区调查与服务活动小组形式,按任务要求,编写相关调查问卷。

(2) 以社区调查与服务活动小组形式,按任务要求,完成社区某疾病用药情况的调查和合理安全用药的指导服务。

(3) 各活动小组分工合作,整理调查资料,讨论、分析、总结,完成本组调查总结报告。

(4) 活动小组推荐主讲者发言,组内成员补充完善,与其他小组人员进行讨论、辩论。

3. 讨论与评价

(1) 回收调查问卷。

(2) 写出调查分析报告。

(3) 讨论汇报调查情况。

【注意事项】

(1) 进行社区调查要注意安全,不要独自活动。

(2) 进行社区调查要注意方式、方法,要有耐心,注意与人沟通的技巧。

(3) 进行医药服务时,要有带教老师指导。

【思考与探索】

(1) 根据你的调查和了解,你认为基层医疗服务工作现状如何? 基层社区最需要哪些医疗服务?

(2) 结合专业特点,写出基层社区几种常见病、慢性病或多发病的合理用药指南,并给予指导服务。

知识链接 ┄┄┄┄┄┄┄┄┄┄┄┄┄┄┄┄┄

糖尿病的合理用药

控制糖尿病很有效的方法除了饮食、运动治疗外,药物治疗是重头戏,在采取这些辅助疗法的同时,坚持用药是关键。现介绍糖尿病合理用药七要点。

1. 药物种类 口服降糖药分为如下几种:①促进胰岛素分泌的药物,如:磺脲类药物,包括格列本脲(优降糖)、格列吡嗪(美吡达、优哒灵、瑞易宁);非磺脲类促胰岛素分泌的药物或称苯甲酸类促胰岛素分泌药物(格列奈类),包括瑞格列奈(诺和龙、孚来迪)、那格列奈。②非促进胰岛素分泌的药物,如双胍类(二甲双胍、格华止、迪化糖锭、美迪康等),葡萄糖苷酶抑制剂(拜糖平、卡博平、倍欣)。③胰岛素增敏剂,如噻唑烷酮类,包括吡格列酮(艾汀)、罗格列酮(文迪雅)。促进胰岛素分泌的药物,只有在胰腺分泌功能还正常的情况下才可选用。

2. 药物剂量　为了减少副作用、避免中毒,多数药物都会标明每日最大服用量。药物剂量准确,才能达到服用最小剂量、起到最大疗效和产生最小副作用的效果。实际上,不少患者服药超过了每日最大服用剂量,如优降糖每日服用8片,格列齐特每日服用6～8片等。经验证明,超限服用只会增加副作用,并不增加疗效。服用磺脲类药物应从小剂量开始,谨防低血糖,服用10～15天后,根据患者餐后血糖的情况调整剂量,肝、肾功能不良者禁用。

3. 服药时间　绝大多数降糖药应在餐前20～30 min服用,其目的是在体内营造一个药物环境,就餐后药物就能发挥应有的作用,使血糖不升高。若餐后服药,由于药物吸收需要一定时间,往往是餐后血糖先升高,药物吸收后再降低。相比较,前者降糖效果好。当然也有些药在餐后即时服用,是因该药胃肠反应较大,如二甲双胍等。另外有些药要求进餐时同时服用,是因该药吸收快,用餐时正是药物发挥降糖作用的时间,如那格列奈等。

4. 对症用药　众所周知,血糖高时应服用降糖药,但是否对症用药往往被忽视,从而常造成治疗过错。例如,优降糖,属磺脲类药,可刺激胰腺分泌更多胰岛素,从而可降低血液中葡萄糖含量,其降血糖速度快、效果好。如果没有高胰岛素血症,服用磺脲类药物是正确的,若伴有高胰岛素血症,服用优降糖则是错误的。这样将导致高胰岛素血症更加严重,而且会加重胰腺负荷,长此以往可导致胰腺功能衰竭。

5. 因人用药　根据患者自身体质、健康状况用药。有的患者较胖,首选的口服降糖药是双胍类和葡萄糖苷酶抑制剂,因它们不增加体重,而服用磺脲类药物可使体重增加。糖尿病肾病患者应选用格列喹酮(糖适平),因其代谢产物只有5%经肾排出,对肾功能的负荷较小。

6. 胰岛素治疗　糖尿病胰岛素治疗疗效好、副作用小,不上瘾。根据病情,可随时选用胰岛素治疗或改用口服降糖药。对无明显胰岛素抵抗或高胰岛素血症的初期轻型糖尿病患者,可采取早期胰岛素治疗。据报道,初期轻型糖尿病患者采用4周的胰岛素治疗,然后仅采用饮食、运动治疗,可在2～3年内不用服降糖药。

7. 联合用药　联合用药是治疗糖尿病的最佳选择。联合用药可使每单药的选用剂量减少,当然副作用也减少。每单药间有互补性,能更好地适应患者多变的病情。常用的联合疗法,如磺脲类＋双胍类或葡萄糖苷酶抑制剂、双胍类＋葡萄糖苷酶抑制剂或胰岛素增敏剂、胰岛素治疗＋双胍类或葡萄糖苷酶抑制剂等。联合用药的一般原则是两种降糖作用机制不同的药物联合选用,不提倡三类降糖药物联合选用。

(郑恒)

【附】　　　　　　　　　处方与病案

一、处方

(一) 处方及其意义

处方是指由注册的执业医师和执业助理医师(以下简称医师)在诊疗活动中为患者开

具的,由药学专业技术人员(以下简称药师)审核、调配、核对,并作为患者用药凭证的医疗文书。处方包括医疗机构病区用药医嘱单。处方是医师为患者书写的用药单据,是患者从医院药房获取药物的书面文件,也是医师与药师之间的一种信息传递方式。医师处方和药师调剂处方应当遵循安全、有效、经济的原则,并注意保护患者的隐私权。医师应当根据医疗、预防、保健需要,按照诊疗规范及药品说明书中的药品适应证、药理作用、用法、用量、禁忌证、不良反应和注意事项等开具处方。开具麻醉药品、精神药品、医疗用毒性药品、放射性药品的处方须严格遵守相关法律、法规。

处方具有一定的法律上和经济上的意义:处方的法律意义在于因开写处方或调配处方而引起的差错以及造成的医疗事故,处方便是重要的证据之一,借以确定医师或药师应负的法律责任;处方的经济意义还在于它是药品消耗及药品经济收入的凭据和原始依据,所以处方必须保存,以备查阅。

(二)处方格式与组成

1. 处方格式 处方格式由省、自治区、直辖市卫生行政部门(以下简称省级卫生行政部门)统一制订,处方由医疗机构按照规定的标准和格式印制。普通处方的印刷用纸为白色;急诊处方印刷用纸为淡黄色,右上角标注"急诊";儿科处方印刷用纸为淡绿色,右上角标注"儿科";麻醉药品和第一类精神药品处方印刷用纸为淡红色,右上角标注"麻、精一";第二类精神药品处方印刷用纸为白色,右上角标注"精二"。举例如下。

2. 处方的组成 一般医疗机构都有印好的处方笺,便于应用和保管。开处方时,只要按项目填写清楚即可,每张处方由三部分(前记、正文、后记)组成。

① 前记:包括医院全称及患者姓名、年龄、性别、科别、门诊号码、住院号码、就诊日期。其中年龄一项应填写患者实足年龄,对 14 岁以下的儿童和 60 岁以上的老年人尤应明确。麻醉药品和第一类精神药品处方还应当包括患者身份证编号、代办人姓名及其身份证编号。

② 正文:处方的主要部分,是医师根据患者病情或其他需要用药者开写的用药依据。以 Rp 或 R 标示,分列药品名称、剂型、规格、数量、用法、用量。如果一张处方有数种药,则每一种药物均应另起一行书写。"用药方法"通常以 Sig 或 S 表示,包括每次用量、给药次数、给药时间、给药途径等。

③ 后记:医师签名或者加盖专用签章,药品金额以及审核、调配、核对、发药的药师或者加盖专用签章。

普通处方

××医院处方笺

费别:□公费 □自费 □医保 □其他　医疗证/医保卡号:　　　处方编号:

姓名:＿＿＿＿　　　性别:□男 □女　年龄:＿＿岁
门诊/住院病历号:＿＿＿＿　科别(病区/床位号):＿＿＿＿
临床诊断:＿＿＿＿　开具日期:＿＿年＿＿月＿＿日
住址/电话:＿＿＿＿

Rp

医　　师：_____　　药品金额：_____

审核药师：_____　　调配药师/士：_____　　核对、发药药师：_____

注:处方当天有效。

急诊处方

急诊

××医院处方笺

费别：　□公费　□自费
　　　　□医保　□其他　医疗证/医保卡号：　　　　　处方编号：

姓名:_____　　　　性别:□男　□女　　年龄:____岁

门诊/住院病历号:_____　　科别(病区/床位号):_____

临床诊断:_____　　　　开具日期:____年____月____日

住址/电话:_____

Rp

医　　师：_____　　药品金额：_____

审核药师：_____　　调配药师/士：_____　　核对、发药药师：_____

注:处方当天有效。

儿诊处方

儿科

××医院处方笺

费别：□公费　□自费
　　　□医保　□其他　医疗证/医保卡号：　　　　　处方编号：

姓名:_____　　　　　性别:□男　□女　年龄:____岁____月____日

体重____千克　门诊/住院病历号:_____　科别(病区/床位号):____

临床诊断:_____　　开具日期:____年____月____日

住址/电话:_____

Rp

医　　师：_____　　药品金额：_____

审核药师：_____　　调配药师/士：_____　　核对、发药药师：_____

注:处方当天有效。

麻醉药品、第一类精神药品处方

麻、精一

××医院处方笺

费别：□公费　□自费
　　　□医保　□其他　医疗证/医保卡号：　　　　　处方编号：

姓名:_____　　　　性别:□男　□女　　年龄:____岁

门诊/住院病历号:_____　　科别(病区/床位号):_____

临床诊断:_____　　开具日期:____年____月____日

住址/电话：_____   身份证编号：_____

代办人姓名：_____   身份证编号：_____

Rp

医　　师：_____　　药品金额：_____

审核药师：_____　　调配药师/士：_____　　核对、发药药师：_____

取药人：_____　　发出药品批号：_____

注：处方当天有效。

第二类精神药品处方

精二

××医院处方笺

费别：　□公费　□自费
　　　　□医保　□其他　　医疗证/医保卡号：　　　　处方编号：

姓名：_____　　　　　　　性别：□男　□女　年龄：____岁

门诊/住院病历号：_____　科别(病区/床位号)：____

临床诊断：_____　开具日期：____年____月____日

住址/电话：_____

Rp

医　　师：_____　　药品金额：_____

审核药师：_____　　调配药师/士：_____　　核对、发药药师：_____

注：处方当天有效。

书写处方时,字迹要工整、清楚,不得用铅笔和圆珠笔书写。需做过敏试验的药物应注明"皮试"。写完处方应仔细核对保证无误,并向患者做适当说明后交给患者(或护士)到药房取药。药师有责任检查处方,如发现错误,有权退还医师改正,确认无误后才能进行配制发药,并在处方上签名。

3. 处方分类和处方示例　目前医疗处方分为单量处方和总量处方两类。

① 单量处方:按单个剂量开写处方的方法,在第一行药名剂型的右侧写出剂型的规格及用药总数,此类处方的格式如下:

> R
> 药物名称＋剂型名称　规格×总数
> 用法:每次用量、每日次数、给药途径、给药时间或需说明的事情

采用单量处方开写的剂型有片剂、注射剂、胶囊剂、丸剂、散剂(包)、栓剂(枚)。

[处方示例一]

维生素 C 片　100 mg×40 片

Sig　100 mg　tid　po(用法可采用外文缩写)

[处方示例二]

卡那霉素注射剂　0.5 g×6 支

用法:0.5 g,每天 2 次,肌内注射

② 总量处方:按总剂量开写处方的方法,在第一行剂型和药名右侧只写需要的药量即可,不必写规格。此类处方的格式如下:

> R
> 药物名称＋剂型名称　用药总量
> 用法:每次用量、每日次数、给药途径、给药时间或需说明事情

以总量处方开写的剂型有溶液剂(含糖浆剂)、合剂、软膏剂、浸出制剂(酊剂、酒剂、浸膏)等。

[处方示例一]

胃蛋白酶合剂　100 mL

用法:10 mL,每天 3 次,饭后口服

[示例处方二]

1%麻黄素滴鼻液　8 mL

用法:每次 3 滴,每天 3 次,滴鼻

(三) 处方管理的一般规定

根据 2007 年施行的《处方管理办法》,处方书写应当符合下列规则。

(1)患者一般情况及临床诊断应填写清晰、完整,并与病历记载相一致。

(2)每张处方限于一名患者的用药。

(3)处方应字迹清楚,不得涂改;如需修改,医师应当在修改处签名并注明修改日期。

(4)药品名称应当使用规范的中文名称书写,没有中文名称的药品可以使用规范的英

文名称书写;医疗机构或者医师、药师不得自行编制药品缩写名称或者使用代号;书写药品名称、剂量、规格、用法、用量要准确规范,药品用法可用规范的中文、英文、拉丁文或者缩写体书写(表 4-10-1),但不得使用"遵医嘱""自用"等含糊不清字句。

(5)患者年龄应当填写实足年龄,新生儿、婴幼儿写日、月龄,必要时要注明体重。

(6)西药和中成药可以分别开具处方,也可以开具一张处方,中药饮片应当单独开具处方。

(7)开具西药、中成药处方,每一种药品应当另起一行,每张处方不得超过 5 种药品。

(8)中药饮片处方的书写,一般应当按照"君、臣、佐、使"的顺序排列;调剂、煎煮的特殊要求注明在药品右上方,并加括号,如布包、先煎、后下等;对饮片的产地、炮制有特殊要求的,应当在药品名称前写明。

(9)药品用法及用量应当按照药品说明书规定的常规用法及用量使用,特殊情况需要超剂量使用时,医师应在剂量旁边加示惊叹号,如"5.0 g!",注明原因并再次签名。

(10)除特殊情况外,应当注明临床诊断。

(11)开具处方后的空白处画一斜线,以示处方完毕。

(12)处方医师的签名式样和专用签章应当与医院内药学部门留样备查的式样相一致,不得任意改动,否则应当重新登记留样备案。

(13)药品名称以《中华人民共和国药典》收载或药典委员会公布的《中国药品通用名称》或经国家批准的专利药品名为准。如无收载,可采用通用名或商品名。药名简写或缩写必须为国内通用写法。

(14)药品剂量与数量用阿拉伯数字书写。剂量应当使用法定剂量单位:重量以克(g)、毫克(mg)、微克(μg)、纳克(ng)为单位;容量以升(L)、毫升(mL)为单位;国际单位(IU)、单位(U);中药饮片以克(g)为单位。数量必须准确,数值保持到小数点后一位,如5.0、0.5,以免出错。

片剂、丸剂、胶囊剂、颗粒剂分别以片、丸、粒、袋为单位;溶液剂以支、瓶为单位;软膏及乳膏剂以支、盒为单位;注射剂以支、瓶为单位,应当注明含量;中药饮片以剂为单位。

(15)处方一般不得超过 7 日用量;急诊处方一般不得超过 3 日用量;对于某些慢性病、老年病或特殊情况,处方用量可适当延长,但医师必须注明理由。

(16)医师利用计算机开具、传递普通处方时,需同时打印纸质处方,其格式与手写处方一致,打印的处方经签名后方有效。药学专业技术人员核发药品时,必须核对打印的纸质处方,无误后发给药品,并将打印处方与计算机传递处方同时收存备查。

(四)处方中常用的外文缩写

处方中常用的外文缩写如表 4-10-1 所示。

表 4-10-1 处方中常用的外文缩写

分类	外文缩写	中文意义	分类	外文缩写	中文意义
药物制剂	Amp.	安瓿	给药次数和给药时间	a. c.	饭前
	Caps.	胶囊剂		p. c.	饭后
	Emul.	乳剂		a. m.	上午
	Extr.	浸膏		p. m.	下午
	Inj.	注射剂		h. s.	睡前
	lot.	洗剂		q. d.	每日 1 次
	loz.	喉片		b. i. d.	每日 2 次
	Mist.(Mixt)	合剂		t. i. d.	每日 3 次
	Ocul	眼药膏		q. i. d.	每日 4 次
	Oil.	油剂		q. o. d.	隔日 1 次
	Past.	糊剂		q. 4. h.	每 4 h 1 次
	Sol.	溶液剂		q. 6. h.	每 6 h 1 次
	Syr.	糖浆剂		q. 8. h.	每 8 h 1 次
	Tab.	片剂		q. m.	每晨
	Tinct. 或 Tr.	酊剂		q. n.	每晚
	Ung.	软膏剂		s. o. s.	必要时
	Pil.	丸剂		st.(sat)	立即
给药途径	i. m.	肌内注射	其他	aa	各
	i. v.	静脉注射		ad	加至
	i. p.	腹腔注射		Aq. dest.	蒸馏水
	p. o.	口服		Co.	复方的
	p. r.	直肠给药		Et.	及
	i. h.	皮下注射		No.	数量
	i. g.	灌胃		R.(Rp)	请取
	i. v. gtt.	静脉滴注		S.(Sig)	注明用法
				q. s.	适量
				gtt.	滴
				IU	国际单位

（赖文思）

病案讨论一

患者，男，69 岁。

[主诉]反复咳嗽、咳痰 10 年，加重 10 天，伴喘息。

[现病史]10年前开始反复发作咳嗽、咳痰,多于冬季寒冷时症状加重,每次发作持续3个月以上。近3年来常感活动后气促,上4层楼即需中途休息。10天前受凉后咳嗽、咳痰加重,咳黄色脓性痰,痰液黏稠、不易咳出,伴气喘、胸闷、食欲减退。于4天前在外院就诊,给予青霉素800万U静脉滴注治疗3天后,症状无明显缓解,今来门诊就诊,经初步诊治后,以"慢性支气管炎急性发作期、慢性阻塞性肺气肿"收入院。

[既往史]20年前曾因急性阑尾炎行阑尾切除术。吸烟40年,每天约20支。对磺胺药过敏。

[体格检查]患者入院后精神差,食欲减退,大、小便正常,睡眠尚可,体重无明显改变。T 37 ℃,P 108 次/分,R 26 次/分,BP 135/80 mmHg。神志清楚,口唇轻度发绀,咽部充血。胸廓呈桶状,双侧语颤减弱,叩诊双肺呈过清音,双肺呼吸音减弱,双肺下部可闻及散在湿啰音,吸气时增强,伴呼气时高调干啰音。心相对浊音界缩小,心率108 次/分,律齐,各瓣膜听诊区未闻及病理性杂音。腹软,肝于右肋弓下1 cm可触及,脾未触及。双下肢无水肿。

[辅助检查]血常规示血红蛋白176 g/L,白细胞 10.4×10^9/L,N89%。X线胸片示两肺纹理增粗,肺野透亮度增加,双下肺野可见斑点状高密度阴影。肝肾功能及心电图正常。肺功能检查示残气容积占肺总量的45%,第一秒用力呼气量占用力肺活量的56%。

[诊断]慢性支气管炎急性发作期,慢性阻塞性肺气肿。

[讨论要点]请给出处理原则与用药方案。

病案讨论二

患者,女,14岁。

[主诉]接触花粉后持续性喘息2 h。

[现病史]患者于2天前和祖父母一起自深圳至武汉过暑假,于今晨接触花粉后出现喘息及呼气性呼吸困难,表现为呼气费力、时间延长,并有进行性加重趋势,持续约2 h仍不能缓解,伴紧张、焦虑、大汗淋漓。自行吸入"喘康速气雾剂"后症状有所缓解。遂来医院就诊,以"支气管哮喘"收入院。

[既往史]出生于武汉,自3岁起有反复发作的喘息史,尤以春季发作次数较多,于10岁时随其父母迁往深圳居住后发作逐渐减少,近2年几乎未再发作。对乙醇过敏。

[体格检查]患者入院后精神紧张,食欲减退,大、小便正常,睡眠尚可,体重无明显改变。T 36 ℃,P 110 次/分,R 8 次/分,BP 110/70 mmHg。神志清楚,精神紧张,自动体位,多汗。双肺呼吸动度增大,呼吸音增强,满肺可闻及哮鸣音,呼气时增强,部位不确定。心率110 次/分,律齐,各瓣膜听诊区未闻及病理性杂音。腹部未见异常体征,四肢及脊柱正常。

[辅助检查]支气管扩张实验示吸入支气管扩张剂(沙丁胺醇气雾剂)后第一秒用力呼气量较吸入前增加20%;心电图示窦性心动过速。

[诊断]支气管哮喘。

[讨论要点]请给出处理原则与用药方案。

病案讨论三

患者,女,23 岁,公共汽车司机。

[主诉]劳累半月后反复咯血 3 天,伴疲乏。

[现病史]患者近半月来常感劳累、疲乏,偶有夜间盗汗、食欲下降,未加以注意,仍照常上班。3 天前下夜班后,突然出现咳嗽、咯血,咯血量约 10 mL。自觉无发热。到某诊所就医,给予静脉滴注"止血敏"治疗 2 天后,仍间断咯血,咳少量白色黏液痰。来医院就诊,以"右下叶背段浸润型肺结核"收入院。

[既往史]对乙醇过敏。

[体格检查]患者入院后精神差,食欲减退,大、小便正常,睡眠尚可,体重无进行性减轻。T 37.4 ℃,P 90 次/分,R 20 次/分,BP 110/70 mmHg。神志清楚,自动体位,全身浅表淋巴结未触及。右下肺背部可闻及少量湿啰音。心率 90 次/分,律齐。腹软,肝脾肋下未触及,四肢及脊柱正常。

[辅助检查]血常规正常;血沉 35 mm/h;痰涂片查抗酸杆菌阳性;后前位 X 线胸片示右中肺野斑片状密度增高影,其间可见透光区。右侧位 X 线胸片示病灶位于右下叶背段,并可见空洞。

[诊断]右下叶背段浸润型肺结核。

[讨论要点]请给出处理原则与用药方案。

病案讨论四

患者,女,41 岁。

[主诉]劳累后气促 13 年,输液后出现呼吸困难 2 h。

[现病史]患者 18 年前因心悸在当地医院诊断为"风湿性心脏病,二尖瓣狭窄",13 年前开始出现劳累后气促,反复发作,并相继发生少尿、夜间不能平卧等症状,多次住院治疗。近 2 个月来在家口服地高辛 0.25 mg/天,2 h 前因"感冒"在某卫生院静脉滴注青霉素,输入 500 mL 液体后(输入速度较快)突然出现呼吸困难,咳粉红色泡沫痰,遂急转入上级医院。以"急性肺水肿、风湿性心脏病、二尖瓣狭窄"收入院。

[既往史]既往无高血压病史。

[体格检查]患者入院后精神差,食欲减退,大、小便正常,睡眠差,体重无明显改变。T 36.5 ℃,P 140 次/分,R 40 次/分,BP 160/80 mmHg。取半坐位,呼吸急促,鼻孔扩张,口唇发绀,烦躁不安,大汗淋漓,皮肤湿冷。双侧颈静脉怒张。两肺满布湿啰音,心率 140 次/分,房颤律,心尖部闻及舒张期杂音。肝于右肋弓下 3 cm 处可触及。两下肢出现凹陷性水肿。

[辅助检查]心电图示房颤律;胸透示右侧胸腔少量积液,两中、下肺的肺纹理模糊,肺门阴影呈蝴蝶状。

[诊断]急性肺水肿、风湿性心脏病、二尖瓣狭窄。

[讨论要点]请给出处理原则与用药方案。

病案讨论五

患者,女,46岁。

[主诉]全身乏力2年,手部关节僵硬、疼痛加重2个月。

[现病史]2年前逐渐感全身乏力、低热及食欲减退,按"感冒"治疗,病情时轻时重,数月后两手小关节在清晨时出现僵硬感,活动受限。腕、掌指关节疼痛,伴有压痛,每天持续1~3 h,活动后可逐渐好转。服用"布洛芬"后上述症状可稍缓解,但未坚持服用。近2个月来症状明显加重,伴手指肿胀,两足趾相继出现疼痛,持续不能缓解。来医院就诊,以"类风湿性关节炎"收入院。

[既往史]既往身体健康。

[体格检查]患者入院后精神差,食欲减退,大、小便正常,睡眠尚可,体重无明显改变。T 36.8 ℃,P 90次/分,R 19次/分,BP 110/70 mmHg。神志清楚,自动体位,双侧甲状腺正常对称,颈静脉无怒张。双肺呼吸音清,无啰音。心界不大,心率90次/分,律齐,无杂音。腹软,肝脾肋下未触及,双下肢无水肿。双手无名指和小指的近指关节呈梭形肿胀,有压痛感,呈畸形且活动受限。

[辅助检查]血沉50 mm/h,抗链球菌溶血素O<800 U;血常规示白细胞8×10⁹/L,中性白细胞71%,淋巴细胞29%,血红蛋白90 g/L;X线片示两掌骨、指骨不同程度骨质疏松,近端指关节间隙狭窄,以无名指及小指最明显;类风湿因子阳性(滴度1∶160)。

[诊断]类风湿性关节炎。

[讨论要点]请给出处理原则与用药方案。

病案讨论六

患者,男,27岁,司机。

[主诉]间断性饥饿后上腹痛3年,疲劳后解柏油样大便1周。

[现病史]患者3年来间断出现上腹部疼痛,以剑突下手掌大部位处明显,饥饿时加重,进餐后可缓解,有夜间痛,常于夜间1点左右因疼痛而惊醒,伴有反酸、嗳气,有时有恶心及上腹部烧灼感,服用抗溃疡药症状能缓解。1周前受凉、疲劳后,饮食无规律,上腹疼痛加重,解柏油样成形大便,伴里急后重,无发热,无眩晕,解黑便后上腹部疼痛减轻。来医院就诊,以"十二指肠球部溃疡并出血"收入院。

[既往史]既往有上腹疼痛病史,以春秋季为甚,否认病毒性肝炎病史。不嗜烟酒。

[体格检查]患者入院后精神差,食欲减退,小便正常,大便未解,睡眠尚可,体重无明显改变。T 36.8 ℃,P 84次/分,R 18次/分,BP 120/80 mmHg。发育正常,神志清楚,轻度贫血貌。巩膜及皮肤黏膜无黄染,全身浅表淋巴结无肿大。双肺呼吸音清,心率84次/分,心音强,律齐。腹平软,腹肌张力轻度增加。剑突下偏右有轻压痛,无反跳痛,肝脾肋下未触及。墨菲征阴性,麦氏点无压痛,腹腔积液征阴性,肠鸣音正常,双下肢无水肿。

[辅助检查]血常规示血红蛋白105 g/L,白细胞7.4×10⁹/L,PLT120×10⁹/L。大便潜血(+++)。肝功能正常。心电图正常。腹部B超示肝、胆、脾、胰无异常。胃镜检查发现十二指肠球部大弯侧可见一0.6 cm×0.7 cm溃疡,底部覆白苔,周边黏膜充血、肿胀,

Hp(幽门螺杆菌)阳性。

[诊断]十二指肠球部溃疡并出血。

[讨论要点]请给出处理原则与用药方案。

病案讨论七

患者,女,28 岁,已婚。

[主诉]尿频、尿痛 3 天,伴腰痛。

[现病史]患者 3 天前无明显诱因出现畏寒、发热恶心、呕吐,体温最高达 39℃,伴有一侧腰痛、尿痛、尿频、全身乏力、肌肉酸痛、尿液混浊。

[既往史]婚后 5 年有间断尿频史,但无发热,每次自服抗生素缓解。

[体格检查]T 39.2℃,P 108 次/分,R 18 次/分,BP 130/80 mmHg。皮肤黏膜未见异常,浅表淋巴结未触及。双肺正常。心率 108 次/分,律齐。肝脾肋下未及。右肾区叩痛,右肋脊角有压痛,上输尿管点、中输尿管点及膀胱区有压痛。

[辅助检查]血常规示红细胞 4.2×10^{12}/L,血红蛋白 120 g/L,白细胞 10.8×10^9/L,中性粒细胞 75%。尿常规示脓球(++),红细胞(+),尿蛋白(+),可见少许颗粒管型,尿比重 1.028,亚硝酸盐实验阳性。肝功能正常。肾功能示血清尿素氮 7.8 mmol/L,内生肌酐清除率 106.4 μmol/L,尿酸 385 μmol/L。中段尿培养示大肠杆菌菌落计数为 10^6 个/mL,药敏实验显示该菌株对氨苄西林耐药,对氨基糖苷类、喹诺酮类及头孢类药物敏感。肾脏 B 超示肾小结石,双肾大小形态正常,无肾盂积水。

[诊断]急性肾盂肾炎。

[讨论要点]请给出处理原则与用药方案。

病案讨论八

患者,男,25 岁,春季入院。

[主诉]无明显诱因高热 2 天,晕厥 5 h。

[现病史]1 天前无明诱因出现高热、头痛、呕吐、腰痛、无尿。1 h 前上厕所时突然昏倒。意识丧失约 5 min,无抽搐。发病以来无咽痛、咳嗽,大便正常,来医院就诊,以"流行性脑脊髓膜炎"收入院。

[既往史]既往身体健康,近半年在外打工。

[体格检查]患者入院后精神差,食欲减退,大、小便正常,睡眠尚可,体重无明显改变。T 41℃,P 108 次/分,R 26 次/分,血压测不到。神志清楚,急性热病面容,咽充血,双侧扁桃体不大。全身皮肤可见散在淤斑,以四肢明显。球结膜充血、出血,无水肿。浅表淋巴结无肿大。颈软,克氏征及布氏征均阴性。心肺正常,腹软无压痛,肝脾肋下未触及,肝区及双肾区无叩击痛,双下肢无水肿。

[辅助检查]血常规示红细胞 5.5×10^{12}/L,血红蛋白 155 g/L,白细胞 13.4×10^9/L,中性粒细胞 90%,淋巴细胞 1.28%,血小板 78×10^9/L。尿常规示尿蛋白(+++),颗粒管型 0~1 个/HP。肾功能示血清尿素氮 15.12 mmol/L,内生肌酐清除率 138 μmol/L。肝功能:谷丙转氨酶 95 U/L,谷草转氨酶 188 U/L。凝血酶原时间 26.6 s,3P 实验阳性。骨髓

检查示感染性骨髓象。血培养有脑膜炎奈瑟菌生长,EHF-IgM(－)。胸部 X 片正常,大便常规正常及大便培养阴性。

[诊断]流行性脑脊髓膜炎。

[讨论要点]请给出处理原则与用药方案。

病案讨论九

患者,男,22 岁。

[主诉]周期性持续畏寒、寒战、高热 3 天。

[现病史]3 天前因受凉后感头痛、发热,最高体温 39.6℃,发热前有畏寒、寒战,高热持续 3 h 后未用退热药可自行退热,伴汗多。退热后精神、食欲好转,隔 1 天后又出现畏寒,症状同前。3 个月前有类似发病史,未经治疗 10 天后自愈。来医院就诊,以"疟疾(间日疟)"收入院。

[既往史]既往健康。

[体格检查]患者入院后精神尚可,食欲减退,大、小便正常,睡眠尚可,体重无明显改变。T 39.7℃,P 108 次/分,R 18 次/分,BP 120/70 mmHg。神志清楚,贫血貌,皮肤、巩膜无黄染,皮肤无出血点、皮疹,浅表淋巴结无肿大。咽轻度充血,扁桃体不大。双肺呼吸音清晰。心率 108 次/分,律齐。腹软,右上腹轻压痛,肝右肋下 1 cm,质软,脾左肋下 3 cm,质中等。

[辅助检查]血常规示红细胞 3.28×10^{12}/L,血红蛋白 98 g/L,白细胞 3.6×10^9/L,中性粒细胞 60%,淋巴细胞 23%,单核细胞 15%,嗜酸性粒细胞 2%,血小板 100×10^9/L。血液涂片未找到疟原虫,骨髓穿刺涂片找到疟原虫,经鉴定为间日疟原虫。肝功能示谷丙转氨酶 72 U/L,谷草转氨酶 48 U/L。肥达反应 H(＋,1∶80),O(＋,1∶20)。胸部 X 片及尿常规正常,血细菌培养阴性。

[诊断]疟疾(间日疟)。

[讨论要点]请给出处理原则与用药方案。

病案讨论十

患者,男,17 岁。

[主诉]言行异常 2 年,加重 2 周。

[现病史]患者 2 年前与本班女同学谈恋爱后,成绩下降,最后有 7 门功课不及格。后逐渐出现言行异常,常听到别人说他是草包、没用,时常感恐惧、害怕,把门窗关得严严实实的,怀疑有人跟踪、暗害他,对父母(尤其是母亲)反感,行为怪异、幼稚、愚蠢,有时在地上爬。2 年前曾在门诊治疗,诊治情况不详,病情时有反复,学习能力明显下降。2 周前无明显诱因病情加重,再次出现怪异行为,如爬高、无故摸别人、脚不停地抖动、有时裸体乱跑、对异性无礼、生活懒散、不讲究个人卫生、饮食不规律。睡眠差,入睡困难,有时甚至整夜不睡,兴奋、吵闹。来医院就诊,以"精神分裂症(青春型)"收入院。

[既往史]既往身体健康,无特殊病史,平素个性内向、倔强。二系三代家族史无特殊记载。

[体格检查]患者入院后精神、食欲尚可,大、小便正常,睡眠尚可,体重无明显改变。T 36 ℃,P 80 次/分,R 18 次/分,BP 110/70 mmHg,自动体位,心、肺未见异常。神经系统检查未见异常。精神检查示意识清楚,衣着欠整洁,接触欠佳,问话对答欠切题,有幻视及言语性幻听,思维散漫,前言不搭后语,有被害幻想,认为周围的人,包括父母都对他不好,甚至故意针对他,注意力不集中,情感反应平淡,认为父母对他不好,缺乏相应的内心体验及情感反应,时常傻笑,情感不协调。主动注意减退,不讲个人卫生,对今后的生活、学习无打算,本能意向亢进,常有兴奋、冲动行为,如爬到病房窗台上或在床上跳来跳去等,智能尚可,否认有病,拒绝住院、服药,自知力缺乏。

[辅助检查]血象正常,心、脑电图未见异常。

[诊断]精神分裂症(青春型)。

[讨论要点]请给出处理原则与用药方案。

病案讨论十一

患者,男,55 岁,农民。

[主诉]右半身偏瘫、失语 6 h。

[现病史]1 周来曾有两次右上肢麻木、活动不便,数小时后恢复。昨夜口服地西泮(安定)2 片后入睡,今晨起床时跌倒,家人发现其说话困难,右侧上下肢活动障碍,随即被送入住院。入院时 BP 160/90 mmHg,神志清楚,语言困难,右侧口角下垂流涎,右侧上下肢瘫痪。来医院就诊,以"大脑中动脉血栓形成"收入院。

[体格检查]患者入院后精神、食欲减退,大、小便正常,睡眠尚可,体重无明显改变。

[诊断]大脑中动脉血栓形成。

[讨论要点]

(1)低分子右旋糖酐和尿激酶治疗脑血栓的目的、作用机制及可能发生的不良反应。

(2)联合应用阿司匹林和潘生丁的目的、作用机制及可能发生的不良反应。

病案讨论十二

患者,女,24 岁,职工。

[主诉]接受青霉素皮试后出现晕厥。

[现病史]患者因牙齿肿痛、发热,接受青霉素皮试,左前臂内侧部皮内注射青霉素 G 30 s 后患者出现全身发痒、四肢发麻。1 min 后皮肤出现红斑,面部及两臂呈橘皮样肿胀。3 min 后出现口唇发绀、痉挛性咳嗽、呼吸带哮鸣音。医师和护士立即进行抢救。

[既往史]无青霉素过敏史。

[体格检查]患者表情淡漠,神志不清,四肢厥冷,呼吸浅表。脉搏摸不到,BP 80/50 mmHg,心音弱而四肢肌肉松弛。

[讨论要点]

(1)该患者救治方案、作用机制及给药方法。

(2)在进行药物治疗的同时,还应采取哪些措施?

病案讨论十三

患者,男,28岁。

[主诉]中断苯妥英钠治疗5天,抽搐、昏迷15 min。

[现病史]童年曾患"流行性乙型脑炎"。10年前开始出现惊厥发作,伴有意识丧失。随着年龄增长,惊厥发作越来越频繁,故于3年前开始长期服用苯妥英钠,已有5年未有惊厥发作。5天前因缺药中断治疗,改为口服丙戊酸钠。今晨患者突然出现痉挛、抽搐、昏迷、跌倒、口吐白沫、呼吸暂停、面色发绀,如此发作,约每小时1次,每次持续10 min左右,至就诊时已昏迷约15 min。

[既往史]癫痫病史10年。

[体格检查]两侧瞳孔散大,多汗,呼吸不规则,P 102次/分,T 38.2 ℃。

[讨论要点]

(1)该患者本次惊厥发作是否与突然中断苯妥英钠治疗有关?为什么?

(2)地西泮静脉注射治疗癫痫持续状态的作用机制是什么?静脉注射速度过快有什么危险?

病例讨论十四

患者,女,34岁。

[主诉]劳累后心悸、气短已7年,咳嗽、咳血痰1个月,下肢水肿4天。

[现病史]1987年过度劳累或登楼时出现心悸、气短,休息后即减轻,1989年因"感冒"出现咳嗽加剧,休息时也有心悸、气短,经静脉滴注青霉素等药物,其症状减轻。近两年来自觉腹部逐渐肿大,但未出现下肢水肿。1个月前因劳累过度和受凉,当晚出现咳嗽、咽痛、痰中带血、心悸、气短、不能平卧。近4天来下肢出现水肿,少尿,尿色深,食欲减退,恶心。

[体格检查]T 38℃,慢性病容,半坐位,呼吸短促,R 23次/分,两肺有散在的干啰音,于肺底部可听到湿啰音,心率100次/分,与脉搏不一致,心律不齐,肺动脉瓣区第二心音亢进,心尖部可听到5～6级吹风样收缩期及隆隆样舒张期杂音,血压100/70 mmHg,腹部稍隆起,腹壁静脉怒张,肝脏肿大(在右侧肋弓下锁骨中线上5 cm),有轻度压痛,脾未触及。

[实验室检查]血常规示红细胞3.96×10^{12}/L,血红蛋白108 g/L,白细胞3.65×10^9/L,中性粒细胞82%,嗜酸性粒细胞1%,淋巴细胞16%,单核细胞1%;尿常规示尿色深黄,微浊,呈酸性,尿比重1.019,尿蛋白阳性,尿糖阴性,透明管型阳性。

[诊断]风湿性心脏病、二尖瓣狭窄并关闭不全、慢性心功能不全Ⅲ级、心房颤动。

[讨论要点]对该患者应选用哪些药物治疗?为什么?

病例讨论十五

患者,女,45岁,农民。

[主诉]劳累后心悸9年,加重3个月。

[现病史]早年曾患"关节炎"。劳动时出现心悸已9年。近3个月病情加重,家务活动

时即出现气短、咳嗽。半月来出现食欲减退、尿量减少、下肢水肿,偶尔咯血,未做任何治疗。脉搏不规则,呼吸 26 次/分,半卧位,面颊绛红,颈静脉怒张。心尖部有舒张期猫喘,心律绝对不齐,心尖部第一心音亢进,有"开瓣音"及舒张期和收缩期杂音。肝肿大(在肋弓下 2 cm),有压痛。下肢水肿。来医院就诊,以"风湿性心脏病、二尖瓣狭窄并关闭不全、心房颤动、慢性心功能不全"收入院。

[体格检查]患者入院后精神差,食欲减退,大小便正常,睡眠尚可,体重无明显改变。T 36.5 ℃,P 140 次/分,R 40 次/分,BP 160/80 mmHg。半坐位,双侧颈静脉怒张。两下肺可闻及湿啰音,心率140 次/分,房颤律,心尖部闻及舒张期杂音。肝于肋弓下 3 cm 处可触及。两下肢凹陷性水肿。

[实验室检查]心电图示心房颤动,心室率 110 次/分,右心室肥厚。

[诊断]风湿性心脏病、二尖瓣狭窄并关闭不全、心房颤动、慢性心功能不全。

[讨论要点]

(1)地高辛是如何改善心功能的? 开始的负荷量与后来的维持量有何药理意义?

(2)氢氯噻嗪治疗心功能不全的作用机制是什么? 当尿量明显增多时为什么需要减量并加服氯化钾? 氢氯噻嗪与氨苯蝶啶合用有什么意义?

(3)地高辛治疗心房颤动的目的是什么? 其作用机制是什么?

病例讨论十六

患者,男,50 岁,干部。

[主诉]劳累后出现心前区压榨性疼痛 2 h。

[既往史]患冠心病 2 年。

[现病史]2 年前诊断为冠心病、心绞痛。每次在骑车上坡时发生剧烈胸痛,舌下含硝酸甘油片后能很快终止胸痛发作。近半月来心前区疼痛发作频繁,今晨在驱车出差途中,突然出现胸骨后压榨性剧烈疼痛,像触电样向左臂内侧放射,舌下含服硝酸甘油仍不能缓解,伴大汗淋漓、面色苍白、手足发凉。来医院就诊,以"急性广泛性前壁心肌梗死、频发性室性早搏、心源性休克"收入院。

[体格检查及实验室检查]患者入院后精神差,食欲减退,大小便正常,睡眠尚可,体重无明显改变。神志模糊,脉搏细弱,BP 80/50 mmHg,皮肤湿冷,心尖区可闻及奔马律。心电图示阵发性室性早搏、胸导联 S-T 段明显抬高,呈单向曲线,因条件不足未做其他检查。

[诊断]急性广泛性前壁心肌梗死,频发性室性早搏,心源性休克。

[讨论要点]

(1)急性心肌梗死所致室性早搏为什么可用利多卡因治疗?

(2)多巴胺合用间羟胺治疗心源性休克的作用机制是什么?

(3)极化液治疗急性心肌梗死的作用机制是什么?

病例讨论十七

患者,男,34 岁。

[主诉]血便、晕厥 2 h。

[现病史]2 年前因饥饿时出现上腹痛,经胃镜检查诊断为十二指肠球部溃疡,经药物治疗后好转。半月前因劳累导致上腹痛复发,6 h 前因头晕、心慌而卧床休息,2 h 前被家人发现晕倒在厕所内,并排出大量暗红色血便。来医院就诊,以"十二指肠球部溃疡、上消化道大出血、失血性休克"收入院。

[体格检查及实验室检查]患者入院后精神差,食欲减退,大、小便正常,大便未解。睡眠尚可,体重无明显改变。脉搏细弱,110 次/分,血压未测出,神志模糊,面色苍白,四肢湿冷。血常规示血红蛋白 70 g/L,红细胞 3.0×10^{12}/L,血小板 100×10^{9}/L,白细胞 11×10^{9}/L。

[诊断]十二指肠球部溃疡、上消化道大出血、失血性休克。

[讨论要点]

(1) 出血性休克时为什么要首先输注右旋糖酐? 它是如何发挥作用的? 它能否完全取代血浆?

(2) 所输的血液应如何抗凝? 哪种抗凝血剂在体内无抗凝作用? 如果输血过快、过多会发生什么不良反应? 如何治疗?

(3) 各种治疗消化性溃疡药物的药理作用与不良反应。

病案讨论十八

患儿,男,5 岁。

[主诉]腹泻 5 天,伴呕吐 2 天。

[现病史]5 天前,因饮食不当出现腹泻,为水样便,无脓血,每日 6～7 次;近 2 天来腹泻加重,每日大便 10 余次,并伴有呕吐,每日 3～4 次,呕吐物为乳汁,不能进食,口渴,尿少,腹胀,气喘。

[体格检查]T 39℃,R 34 次/分,BP 80/50 mmHg。患儿发育、营养欠佳,精神萎靡不振,嗜睡,皮肤呈大理石花纹,全身肌肉弛缓,张口呼吸,唇周发绀,皮肤紧张度下降,弹性减退,皮下脂肪减少,两眼凹陷,前囟下陷,心跳快而弱,肺部无异常体征,腹胀,肠鸣音减退,腹壁反射减弱,膝反射迟钝,四肢发凉。

[实验室检查]红细胞 5.1×10^{12}/L,血红蛋白 140 g/L,白细胞 1.98×10^{10}/L,中性粒细胞 80%,淋巴细胞 19%,单核细胞 1%,血 K^+ 3.3 mmol/L,Na^+ 140 mmol/L,血 pH 值为 7.20,BE^- 5 mmol/L,AB18 mmol/L,CO_2CP17.1 mmol/L,$PaCO_2$ 33 mmHg,大便为水样便,无脓血,小便 400 mL/24 h。

[诊疗经过]入院后在输液时发现静脉萎陷,当输入 500 mL 葡萄糖盐水后情况稍有好转,但当晚 8 时体温又增至 39.8 ℃,患儿出现惊厥,又发生腹泻、呕吐多次,先后补液 2000 mL,同时加入 11.2%乳酸钠溶液及 10%氯化钾溶液,并给予黄连素、氟哌酸等药物,一般情况逐渐好转,膝反射恢复,大便次数减少,呼吸正常,心律齐,血 pH 值为 7.4,AB=SB=23 mmol/L,BE 2 mmol/L,CO_2CP 27.5 mmol/L。住院 2 周后出院。

[讨论要点]该患者发生了哪种类型的水、电解质及酸碱平衡紊乱? 判断依据是什么?

病案讨论十九

患者,女,50 岁。

[主诉]上腹痛 11 个月,呕吐 6 个月。

[体格检查]皮肤干燥松弛,弹性很差,BP 94/64 mmHg,体征特点符合胃癌幽门梗阻,呕吐物为黏液及隔夜食物,患者进行性消瘦,疲乏无力。

[实验室检查]血 pH 值为 7.45,血 K^+ 2.7 mmol/L,血 Na^+ 137.5 mmol/L,血 Cl^- 89 mmol/L,血 HCO_3^- 36 mmol/L。胃液分析示使用新斯的明后无游离盐酸。尿常规示尿液呈酸性,未见红细胞、白细胞,未见管型尿、蛋白尿。

[讨论要点]

(1) 该患者发生了哪种类型的水、电解质及酸碱平衡紊乱?

(2) 为何该患者血 pH 值为 7.45,而尿液却呈酸性?

(3) 该患者的治疗原则是什么?

病案讨论二十

患者,女,38 岁。

[主诉]多饮、多食、多尿、消瘦半年,呕吐频繁、精神萎靡不振、乏力、神志不清 3 天。

[体格检查]深度昏迷,深大呼吸,BP 80/64 mmHg,心率 140 次/分,腱反射减弱;尿常规示尿蛋白(＋＋),糖(＋＋＋),酮体(＋),红细胞、白细胞少许,管型(＋);血糖 30 mmol/L;血气分析示 pH 值为 7.25,AB 10 mmol/L,BE 15 mmol/L,BB 28 mmol/L,CO_2CP 19 mmol/L,$PaCO_2$ 20 mmHg。

[诊疗经过]先注射胰岛素 72 U,又输入生理盐水 2500 mL 以及 11.2% 乳酸钠溶液 100 mL。住院 2 h 后,又静脉输入生理盐水及 11.2% 乳酸钠溶液,再注入胰岛素 2 U。患者神志逐渐清醒,但有烦躁不安,并出现心律不齐。晚 10 时急诊查血 K^+ 1.5 mmol/L,血 Na^+ 141 mmol/L,血 Cl^- 107 mmol/L,心电图出现低钾血症改变。因患者输液困难,于清晨零时切开静脉并输入 0.15% 氯化钾溶液,15 min 后血压下降,心音低而不规则,经抢救无效死亡。

[讨论要点]

(1) 该患者发生了哪种类型的水、电解质及酸碱平衡紊乱?

(2) 该患者为什么会出现低钾血症? 针对此类病例,补钾的原则是什么?

(3) 对该患者的治疗有无原则上的失误?

病案讨论二十一

患者,女,36 岁,体重 50 kg。

[主诉]因烧伤入院。

[体格检查]入院时神志清楚,但表情淡漠,呼吸困难,BP 10.0/7.3 kPa(75/55 mmHg),并有血红蛋白尿。烧伤面积 85%(Ⅲ度占 60%),并有严重呼吸道烧伤。

[入院时实验室检查]红细胞 $5.13×10^{12}$/L,血红蛋白 152 g/L,血 K^+ 4.2 mmol/L,血 Na^+ 135 mmol/L,血 Cl^- 101 mmol/L,血 pH 值为 7.31,HCO_3^- 15.1 mmol/L,$PaCO_2$ 55 mmHg。

[诊疗经过]入院后立即行气管切开、给氧、静脉输液及其他急救处理。伤后 24 h 共补

血浆 1400 mL,右旋糖酐 500 mL,5％葡萄糖 1400 mL,20％甘露醇 200 mL,10％氯化钾注射液 1 mL,患者一般情况好转,BP12.0/9.3 kPa(90/70 mmHg),尿量 1836 mL/24 h,血红蛋白 119 g/L,血 pH 值为 7.38,HCO_3^- 23.4 mmol/L,$PaCO_2$ 41 mmHg。不久,患者出现呼吸浅快(36～40 次/分),肺内有湿啰音,胸部 X 片示肺水肿。第二日上午,实验室检查:血 pH 值为 7.35,HCO_3^- 36.3 mmol/L,$PaCO_2$ 66 mmHg,血 Na^+ 140 mmol/L,血 Cl^- 107 mmol/L。立即行人工通气,第二日下午血 pH 值为 7.54,HCO_3^- 15.7 mmol/L,$PaCO_2$ 19 mmHg。经调整通气量,此后十余天病情稳定。入院第 28 天发生创面感染、败血症(铜绿假单胞菌),BP 降至 70/50 mmHg,尿量 40 mL/24 h,血 pH 值为 7.09,HCO_3^- 9.8 mmol/L,$PaCO_2$ 33 mmHg,血 K^+ 5.8 mmol/L,血 Na^+ 132 mmol/L,血 Cl^- 1072 mmol/L。虽经积极救治,病情仍无好转,终因中毒性休克、败血症死亡。

[讨论要点]

(1) 该患者在疾病的不同发展阶段发生了哪种类型的水、电解质及酸碱平衡紊乱? 其病因是什么?

(2) 该患者在疾病的发生、发展过程中可能出现了哪种(些)性质的缺氧?

(3) 该患者在疾病晚期出现了哪些器官功能的衰竭?

病案讨论二十二

患者,男,45 岁。

[主诉]腹痛、恶心、呕吐 8 天及少尿 3 天。

[现病史]10 天前出现发热,T 39℃,伴头痛、恶心,当地卫生院诊断为"上呼吸道感染",经治疗后好转。2 天后进餐时,突然出现腹痛、腰背部疼痛,持续性伴阵发性加剧,伴恶心,曾吐胃内容物。近 3 天未排气、排便,尿量明显减少至 100 mL/天。当地医院诊断为"腹膜炎、肠梗阻",遂转来上级医院。

[体格检查]急性病容,明显消瘦,衰弱。腹胀,腹肌紧张,呈板状腹,腹部压痛及反跳痛明显。肠鸣音弱。肝脾触诊不满意,未见肠型及包块,腹腔积液征阳性。腹腔穿刺抽出不凝的血性腹腔积液。肛检未见异常。BP 30/80 mmHg,P 84 次/分。

[辅助检查]心电图示窦性心律,心动过速,S-T 段改变,T 波增高及波顶尖耸。腹部 X 片示右上腹有两处不典型的小液面。腹部 CT 示右肾中外缘包膜下血肿,右肾前高密度块影,双肾盂不显影,胸腔内少量积液。

[实验室检查]血红蛋白 64 g/L,红细胞比容 0.18,白细胞 $11.8×10^9$/L,血小板 $100×10^9$/L,血糖 48.72 mmol/L,血尿素氮(BUN)39.27 mmol/L,CO_2 CP 17.5 mmol/L,尿蛋白(＋),尿糖(＋＋＋),尿酮体(－),两次血清淀粉酶均为 32 U,两次尿淀粉酶分别为 8 U 和 16 U。腹腔抽出液:红细胞满视野、白细胞偶见。急诊处理后血糖降至 4.25 mmol/L,但血 BUN 升至 46.41 mmol/L。用呋塞米(速尿)及输液治疗后尿量仍为 500 mL/24 h,患者日渐衰弱。

[入院诊断]急性肾功能衰竭;右肾出血原因待查;肠梗阻、腹膜炎;糖尿病。

[治疗经过]入院后经静脉滴注胰岛素、输血、止血及抗感染等对症治疗后,患者自觉腹痛好转,能排便,但食欲仍不佳。BP 110/60 mmHg,P 81 次/分,尿量增至 1000～3000 mL

24 h,尿比重 1.010,镜检(一)。红细胞比容 0.43,红细胞 $4.5×10^{12}$/L,血小板计数 $8×10^{10}$/L,血糖 16.22 mmol/L,血 BUN 50.58 mmol/L,CO_2CP 22.45 mmol/L,血 K^+ 3.66 mmol/L,血 Na^+ 134 mmol/L,血 Cl^- 103.08 mmol/L,血 Ca^{2+} 1 mmol/L,血磷 1.5 mmol/L,肌酐 583.44 mmol/L,尿酸 121.57 μmol/L,谷丙转氨酶(GPT)295 μ/L,A/G 3.67/4.58,凝血酶原 16 s,心电图基本正常。经医师会诊,考虑为坏死性胰腺炎,没有活动性出血。因病情严重应加强支持和控制感染治疗。入院第四日患者突然血压下降至 9.33/6.67 kPa,出现躁动、神志不清、胸闷、四肢冷,心率 120 次/分。给予多巴胺、阿拉明后血压无好转。于次日昏迷并呕吐咖啡样物,继之呼吸、心跳停止而死亡。

[尸检报告]男尸,消瘦,全身皮肤干燥,腰背部及右下肢皮肤有大小不等的暗红色淤斑,右下腹皮肤淤斑呈青紫色。腹腔内有出血,腹膜脏、壁层被浸染呈暗红色。升、降结肠外侧沟内有不凝固积血约 200 mL。右腹膜后可见一 12 cm×10 cm×10 cm 大小的血肿,附在右肾表面,与右肾不能完全分离。盆腔内有少量不凝固积血。主要脏器的改变如下所述。

(1) 胰腺肿大、质软,大小约 15 cm×4.5 cm×4.5 cm,表面可见密集而混浊的黄白色及灰白色的病灶,切面胰腺及周围的脂肪组织由坏死灶及钙化灶代替,胰头部尤为显著。胰腺无明显出血,胰管及胆总管无狭窄、扩张,管腔内无结石。镜下:胰腺和脂肪组织坏死、钙化,病变周围有大量中性粒细胞及少量淋巴细胞、单核细胞浸润,残存的胰腺组织间质高度水肿。

(2) 左肾肿大、质软、呈暗红色。包膜紧张易剥离,表面光滑。切面皮质外翻,皮质厚 0.8~1.0 cm,皮质呈红褐色,结构不清。肾锥体和肾乳头苍白、质均,有暗红色充血带围绕,使之与周围肾组织分界鲜明。右肾大部分被包裹在血肿中,切面见广泛性肾被膜下血肿形成,右肾上极浅层皮质与血肿融合。镜下:皮质肾曲管上皮细胞肿胀、变性、坏死。部分远曲小管扩张、髓质间质高度水肿、肾小管间的距离明显增宽,远端小管及集合管内有各种管型,部分小管基底膜崩解,邻近小静脉血栓形成。右肾上极浅层皮质内有一小动脉破裂。

[讨论要点]
(1) 在该患者的病程中,有哪些病理生理现象出现?它们是如何发生、发展的?
(2) DIC 与休克的关系如何?
(3) 能否根据该患者血糖、尿糖特点来判断其患有糖尿病?为什么?
(4) 该患者死亡的主要原因是什么?

病案讨论二十三

患者,男,70 岁。

[主诉]反复咳嗽、咳痰、气喘 25 年,感冒后上述症状加重 3 天。

[体格检查]T 38℃,P 120 次/分,R 30 次/分,BP 108/70 mmHg。半卧位,呼吸困难,嗜睡,唇及指甲明显发绀。颈静脉怒张,桶状胸。双肺叩诊呈过清音,呼吸音减弱,呼气延长,两肺可闻及干啰音。剑突下可见收缩期搏动,心浊音界缩小,心音遥远,心率 120 次/分,心律规则。腹部膨隆,有移动性浊音,肝颈静脉回流征阳性,肝脾触诊不满意。足背及

踝部凹陷性水肿明显。

[实验室检查]血常规示红细胞 $54 \times 10^{12}/L$,血红蛋白 160 g/L,白细胞 $13.5 \times 10^9/L$,中性粒细胞 82%,淋巴细胞 18%。血气分析及电解质检查示血 pH 值 7.26,$PaCO_2$ 85 mmHg,PaO_2 50 mmHg,HCO_3^- 35.8 mmol/L,CO_2CP 35.9 mmol/L,血 Na^+ 140 mmol/L,血 Cl^- 93.08 mmol/L,BE 18.2 mmol/L。

[辅助检查]心电图及胸部 X 线检查示有心肌肥厚征象。

[讨论要点]

(1)该患者能否诊断为呼吸衰竭?

(2)该患者引起血气分析结果异常的可能机制有哪些?

(3)该患者为什么会有心肌肥厚的征象?

(4)该患者为什么出现心力衰竭的征象?

(赖文思)

模块五
探索性机能实验

【模块描述】

通过科学思维方法训练,对拟定的机体机能研究任务进行一种有明确目标的探索性学习。学习自主设计实验,增加学习兴趣,培养独立思维、医学科学研究能力,并提高对人体机能的整体认识。

【关键词】科学假说,预期成果,探索性实验。

任务 1   机能探索性实验设计

【任务要求】

完成一篇自选主题、探索机体机能的实验设计报告。

【知识目标】

(1)初步掌握实验设计的基本原则。

(2)通过实验设计基本思维培训,领会探索性实验设计的程序和基本环节。

【技能目标】

(1)通过对课题研究预期目标的了解,通过查阅文献资料,能够对实验作出周密、合理的安排。

(2)学会运用科学发散思维、归纳思维设计实验。

【态度目标】

(1)培养学生对医学科学实验的兴趣。

(2)培养科学创造性思维能力。

(3)培养全面分析问题的初步能力。

【实施步骤】

1. **实验设计准备**   由教师以专题讲座的形式,给学生介绍探索实验的目的、意义及方法。

(1)讲解实验设计的基本要求。

（2）介绍本实验室现有的仪器设备等实验条件。

（3）指导学生分组，利用课余时间进行相关资料的查阅、调研等准备工作。

2. 实验设计实施 在教师的指导下进行探索实验设计，主要包括实验研究题目、内容、方法和预期实验结果。

（1）选择实验研究题目。选题的好坏决定该研究工作的价值和实验的成功率。选题主要原则是具有创新性、实用性、科学性、可行性。在教师的指导下，主要围绕机能学的理论知识和相关文献。选题可参考：对原有的实验方法进行改进；建立一种新的动物模型及评价该模型的指标；探讨体液因子的作用；研究某种药物的体内过程或作用机制；治疗某种疾病或病理过程的新方法。

（2）确定实验方法和观察指标。实验设计一般选用公认可靠的实验方法，若需改进或创造新的实验方法，必须对该方法进行稳定性及灵敏性实验，并与标准方法进行对比，证实可靠才可以应用。选择观察指标时，应符合下述条件：①特异性；②准确性；③灵敏性；④可行性。

（3）选择恰当的实验动物或标本。在实际科研工作中，常选用两种或多种实验动物（其中至少有一种是哺乳类）。另外，动物的年龄、性别、机能状态及生活环境等均可影响药物的作用，需适当选择，以使实验对象具有代表性，根据实验需要，可选择正常动物或复制人类疾病的动物。

（4）确定样本大小。遵守科学实验研究中重复、对照和随机三项实验设计的基本原则。在实验设计中应考虑如何能用适量动物获取可靠的结论。

（5）设立对照组。在实验过程中，为避免非实验因素的干扰而造成误差，应设立对照组以消除无关因素的影响。对照可分为：①自身对照，即在同一样本上观察实验前后所测指标的变化；②组间对照，即在实验中设立若干平行组进行组间比较，对照除了所研究的因素外，其他条件就一律齐同。实验分组应使每个标本在实验中都有同等的机会。

（6）拟定实验记录格式。原始记录是分析实验结果的依据，进行实验设计时，实验记录的格式要同时拟好，以保证实验有条不紊地进行。实验记录一般应包括实验题目、实验对象的情况（如动物的种类、性别、体重等）、实验的环境条件（温度、湿度等）、实验方法、步骤、观察指标的数据、描记图形等。原始记录要及时、完整、准确，实验图形、图片要整理保存好。

（7）拟定统计处理方法。根据实验的性质和特点选择适当的统计处理方法，以对实验结果作出正确判断。

3. 实验设计讨论 这是指探索实验开题。利用一次实验课的时间对学生的实验设计进行讨论，对其合理性、可行性进行评价并提出修改和补充意见，在课堂上先分小组讨论，各实验小组选出一份较好的设计在全班报告，大家提意见，充分完善该设计，最后提出一个优化设计方案。

4. 实验设计书写 各实验小组按《实验设计书》要求完成本实验设计报告的书写，经教师审阅、批改后，根据优化方案进行实验准备工作。

【注意事项】

（1）选题有目的性，要能解答、证明一些问题，切忌空泛。

（2）学生实验设计课时短，实验条件有限，所以只能选择范围很小的研究课题。要尽可能用简洁的办法去解决 1～2 个小问题。设计不要太大、太复杂，最重要的是思路，而不是技术手段。探索性实验的最主要目的是要让大家学习科学的思维方法与研究方法，而不是掌握某种实验技术。

（3）选题与设计要充分考虑现有的技术条件，不要好高骛远。鼓励大家充分发挥主观能动性，创造一切条件以达到自己的目的。

（4）要尽可能设置对照组，注意实验结果的可靠性与重复性。

（5）注意发挥团队协助作用，以确保设计讨论有广泛性。

【思考与探索】

（1）如何查阅有关文献资料、了解课题的研究现状？其中包括已经解决的问题和尚待解决的问题，以及与本课题有关的实验技术和方法。

（2）选题如何注意创新性和科学性？

知识链接

实 验 设 计

一、实验设计基本知识

探索性实验是指针对某项与医学有关的未知或未全知的问题，采用科学的思维方法，进行大胆设计、探索研究的一种开放式实验教学。探索性实验的基本内容包括：①明确实验目的，查阅相关文献，拟订立题报告；②设计实验方法和实验步骤，包括实验材料和对象、数目与分组、技术路线和观察指标；③进行预实验，修改设计方案，进行正式实验；④收集、整理实验资料并进行统计分析；⑤总结和完成实验论文，进行论文答辩。

实验设计是探索性实验的一个重要组成部分，其基本原理是运用统计学的知识和方法，使实验因素在其他所有因素都被严格控制的条件下，实验作用能准确地显示出来，最大限度地减少实验误差，使实验达到高效、快速和经济的目的。

医学实验研究，无论是在动物身上进行实验，还是在医院里以患者为对象的临床实验，实验设计都包括最基本的三大要素：处理因素、实验对象与实验效应。为确保实验设计的科学性，除了对实验对象、处理因素、实验效应作出合理的安排以外，还必须遵循实验设计的三大原则，即对照原则、随机原则、重复原则。

二、实验设计报告

（1）课题名称。

（2）立题依据说明：提出该课题的理论和实验依据、要解决的主要问题。

（3）实验对象、器材及药品：列出本实验所需的材料、仪器设备及所需药品等。

（4）实验方法和步骤。

（5）观察指标：提出本实验所要观察的指标和处理项目。

（6）预期结果：依据所掌握的知识推测本实验可能出现的实验结果。

（7）注意事项：实验中可能遇到的影响课题成败的问题和解决方案。

（8）参考文献：列出主要参考文献的作者、题目、期刊号或出版时间。

（9）设计者。

（李伟红）

任务 2　探究性机能实验

【任务要求】

（1）通过学生自行选题、设计并独立完成 1～2 个小实验。

（2）完成探索性机能实验论文，并在班上进行公开答辩。

【知识目标】

（1）初步了解医学科学实验的基本程序和方法。

（2）初步应用机体机能理论知识系统分析问题。

【技能目标】

（1）初步学会综合运用机能实验的各种实践技能，进行探索实验。

（2）初步具备探索实验的观察、汇总、数据处理能力。

（3）初步具备综合分析问题的科学思维方法。

【态度目标】

（1）培养求实严谨的科学态度，形成勇于实践、不断进取的工作作风。

（2）培养团队协作精神。

（3）培养创新意识。

【实施步骤】

（1）制订实验研究方案和实验技术路线，开展有关实验前的预试工作。

（2）选择实验对象，确定样本例数，随即抽样分组。

（3）确定观察指标，进行预实验。

（4）准确、全面地记录实验结果。

（5）收集相关的实验文献资料，分析、调整实验工作。

（6）得出结论，撰写论文，报告实验工作等。

探索性实验举例：某些药物对离体小肠平滑肌生理特性影响的观察与比较。

（一）实验准备

实验环境、仪器设备、材料药品、实验人员、实验对象。

（二）实施与检查

动物手术、装置连接和实验观察。

（三）分析与评价

收集数据、描绘曲线、制作图表等各种结果处理，加以注释并简要讨论。

1. 实验的预期结果和解释

（1）加入 0.01％肾上腺素 1～2 滴。结果：小肠收缩明显减弱。原因：肾上腺素作用于 α_2、β_2 受体，前者使 Ca^{2+} 由肌浆流向细胞外增多；后者通过 cAMP 增多，促使钙泵活动，肌浆中 Ca^{2+} 浓度降低，使小肠平滑肌张力降低。

（2）加入 0.01％乙酰胆碱 1～2 滴。结果：小肠收缩增强，紧张度加强。原因：乙酰胆碱作用于 M 受体，使电压依从性和受体活化性钙通道开放，细胞内 Ca^{2+} 浓度升高，使胃肠平滑肌收缩，活动加强。

（3）加入 NaOH 1～2 滴。结果：紧张度明显增强，收缩幅度减小。原因：不明。可能是改变了正常 pH 环境。

（4）加入 HCl 1～2 滴。结果：紧张度减低，收缩变慢变弱。原因：同上。

（5）先加乙酰胆碱 4～5 滴，再加阿托品 0.4～1 mL。后改为先加阿托品再加乙酰胆碱。结果：加阿托品后不再引起肠管收缩加强。原因：阿托品和乙酰胆碱对 M 受体具有竞争性抑制作用。

2. 可能出现的问题及原因

（1）小肠蠕动一般较明显，但胃的运动不易看到，可适度给予机械刺激。

（2）小肠平滑肌自律性差。可能与溶液配制、取肠的部位、温度不当及供 O_2 不足有关。

（3）酸碱对肠管的作用可能与预期结果不同，因 pH 值改变而影响小肠平滑肌收缩的机制尚不清楚。

（4）某个步骤后肠管反应不如原来灵敏，可能为药液加过量，应多冲洗几遍，慢慢等其恢复。

【注意事项】

（1）实验中要注意分工与合作，强调团队精神。

（2）正式实验前必须进行预实验。

【思考与探索】

（1）通过本次探索实验，你认为收获最大是什么？

（2）实验设计参考项目。

① 请设计一离体回肠实验，证明一个药物通过阻断 M 受体而抑制回肠平滑肌收缩。

② 降压反射的传出神经及其效应分析。

③ 骨骼肌不应期测定。

④ 神经干动作电位的产生与 Na^+ 的关系。

⑤ 迷走神经对胆囊收缩的作用。

⑥ 证实 A 药的祛痰作用。

⑦ 通过动物实验设计，证实 B 药的抗高血压作用。

知识链接

<h3 style="text-align:center">医学研究论文书写</h3>

一、一般要求

医学研究论文包括：题目、作者、摘要与关键词、引言（或背景）、材料和方法、结果、讨论、结论、参考文献以及致谢等十个部分。它们分别回答为什么进行这项实验、实验的具体方法、有何结果、该结果在医学理论和技术上有何意义以及文内的引证出自何处等。这种固定和符合逻辑的内容和格式，既方便作者写稿，也使读者阅读方便、一目了然。

二、格式与内容

1. 题目　题目应包括被试因素、受试对象、实验效应及变化特点等。力求准确概括论文的性质、内容以及创新之处，中心词汇使用要恰当。题目字数一般为20~30个字或100个英文印刷符号。

2. 作者　署名作者是指实验的参加者和实验研究报告的撰写者，包括指导老师及其职称。署名应写全名，署名后列出作者的单位全称或通信地址。署名应署在题目的下方和报告正文前面。

3. 摘要与关键词　摘要是从报告内容中提炼出来的要点，是概括而不加注释或评论的简短陈述。摘要按目的、方法、结果、结论格式书写。以200字左右为宜。关键词也称主题词或索引词，可以是单词或短语。关键词应充分体现论文中重要的主题并能吸引读者，便于图书索引与读者检索。关键词一般为3~5个，各词汇之间空两格。

4. 引言（或背景）　引言作为实验报告正文的开端，主要介绍实验的背景、与本实验相关的研究现状等。作者也可以将自己的发现及解决方案和理论依据在引言中简短地叙述。引言要求精练、简短，一般为300~600字，约占全文的十分之一。引言不同于摘要，本文的结论不列在引言中。

5. 材料和方法　这部分主要说明实验的方法学依据，包括材料、方法和研究的基本过程，有利于其他人重复与借鉴。

（1）受试对象。

① 对人：应说明被检者的选择标准、年龄、性别、病情判断依据、病程长短、并发症、用药及疗程观察指标等。

② 对动物：应说明实验动物的来源、种类、体重、性别和健康情况等。有动物模型时要简洁叙述复制方法。

（2）实验材料：说明实验中使用的化学药品及仪器设备的名称、来源、规格、批号等。生物材料（各种动物组织、器官、细胞标本）应说明名称、来源、采样、保存等。

（3）实验方法：实验环境和条件的控制，样品的制备方法，实验动物的饲养条件，药物、试剂的配置过程和方法，实验对象的分组及处理，实验步骤或流程，操作方法。

（4）观察指标与数据记录：观察方法和指标、数据记录方式、资料和结果的收集整理。

（5）数据统计学处理：统计学方法的选用。

6.结果 实验结果叙述研究所发现的重要现象，由此判断实验研究的成败，导出相应的结论和推论。实验结果的表达形式有表、图和文字叙述三种，图、表设计要恰当。实验研究论文需提供如下实验结果内容：①以表格形式记录的实验原始数据，实验原始数据记录表如表5-2-1所示；②经过统计处理的表格，一般采用"三线表"，实验数据统计结果表如表5-2-2所示；③经过编辑标注的原始记录曲线，实验原始记录曲线的标注如图5-2-1所示；④对图、表的说明文字，应配有加有序号的表题和图题，表底下方可加必要的表注；⑤对结果的文字叙述，并应有条件下结论。

表5-2-1 肾上腺素(E)和乙酰胆碱(ACh)对心肌收缩力和心率的影响

样本号	心肌收缩力/g			心率/(次/分)		
	对照	E	ACh	对照	E	ACh
1						
2						
3						
4						
$\bar{x} \pm s$						

表5-2-2 静脉注射X溶液对家兔呼吸运动的影响

组　　别	动物数/只	呼吸频率/(次/分)	气道压力/cmH_2O
生理盐水组	10	72.50 ± 6.24	2.45 ± 0.37
X溶液组	10	79.10 ± 7.34 *	3.01 ± 0.51 * *

注：数据以 $\bar{x} \pm s$ 表示，采用t检验；* $p < 0.05$，* * $p < 0.01$。

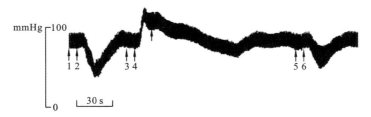

注：1、3、5为处理前对照；2为刺激迷走神经末梢端；4静脉注射去甲肾上腺素；6为刺激减压神经中枢端。仪器灵敏度：20 mmHg/cm；纸速：50 mm/min。家兔体重2.6 kg。1999.10.25，13:30；气温20℃。实验者：朱军。

图5-2-1 实验原始记录曲线

7.讨论 讨论是从实验和观察到的结果出发，从理论上对其进行分析、比较、阐述、推论和预测。因此，讨论部分可反映出论文的学术水平。讨论的内容包括：①作者用已有的理论对本实验和观察结果进行讨论，从理论上对实验结果的各种资料、数据、现象等进行综合分析，应引用相关文献资料进行比较和分析；②突出创新点，指出结果和结论的理论意义及其大小、对实践的指导作用与应用价值；③客观评价实验过程中遇到的问题、差错和教训，与预想结果不一致的原因，有何尚待解决的问题及其解决的方法，提出在今后的实验中需注意和改进的地方。

8. 结论　结论是对整篇论文的主要内容和主要论点进行概括性总结。文字要简短，不用表和图。它并非是简单重复正文各部分内容的小结，而是作者在实验结果和理论分析的基础上，经过严密的逻辑推理，更深入地归纳报告中能反映事物本质规律而得出的结论。措辞要严谨、精练，表达要准确、有条理性，结论要与实验目的相呼应。

9. 参考文献　参考文献是实验报告在引用他人的资料后，在报告最后列出的文献目录，这既是为了反映实验报告的科学依据，表明作者尊重他人的研究成果，也向读者提供有关原文信息的出处，故参考文献不能省略，数量以8～10篇为宜。同时应符合下列要求：①尽可能选用最新的已公开发表、出版的书刊；②作者亲自阅读过的；③与实验报告中的方法、结果和讨论关系密切、必不可少的。

参考文献的书写格式按 Vancouver 格式，引用举例如下所述。

[1] 徐淑君，沈海清，陈忠，等. 大白鼠海马 NMDA 受体 NR1 亚单位蛋白的基础表达量与学习记忆相关[J]. 浙江大学学报（医学版），2003,32(6):465-469.

[2] Klausmeier C A, litchman E, Daufresne T, et al. Optimal nitrogen to phosphorus stoichiometry of phytoplankton[J]. Nature,2004;429(6988):1714.

[3] 张志敏. 实验小儿腹泻病学[M]. 北京：人民卫生出版社,1996.

如果需要在文中使用英文缩略词，必须在第一次出现时给出该专业词的中文和英文全称及缩略词，如肾上腺素（adrenaline,Adr）。

（李伟红）

附录 A
常用生理溶液的成分及配制

表 A1　常用生理溶液的成分及配制表

成分	生理盐水		任氏液（Ringer's 溶液）			乐氏液（Locke's 溶液）	台氏液（Tyrode's 溶液）	克氏液（Kreb's 液）	De-Jalon's 液
NaCl	6.5	9.0	6.75	6.50	9.0	9.2	8.0	6.6	9.0
KCl	—	—	0.09	0.14	0.42	0.42	0.2	0.35	0.42
$CaCl_2$	—	—	0.12	0.12	0.24	0.24	0.20	0.28	0.06
$NaHCO_3$	—	—	0.23	0.20	0.15	0.15	1.0	2.1	0.5
NaH_2PO_4	—	0.01	—	—	—	—	0.05	—	—
KH_2PO_4	—	—	—	—	—	—	0.1	—	0.01
Na_2HPO_4	—	—	—	—	—	—	—	0.16	—
$MgCl_2$	—	—	—	—	—	—	—	0.29	—
葡萄糖	—	—	1.0	1.0	1.0	1~2.5	1.0	1.0	1.0
O_2	—	—	—	—	—	含氧	含氧	含氧	含氧
蒸馏水加至	1000	1000	1000	1000	1000	1000	1000	1000	1000
用途	两栖类动物	哺乳类动物	蛙心	两栖类动物脏器	哺乳类动物心脏	哺乳类动物心脏等	哺乳类动物小肠等	哺乳动物骨骼肌、豚鼠气管	大白鼠子宫

说明：(1)表中各溶液成分、含量和用途，各家主张不一，但均大同小异。

(2) 表中单位：固体，g；液体，mL。

注：配制时先将其他原液混合并加入蒸馏水，最后再逐滴加入 $NaHCO_3$ 或 NaH_2PO_4 或 $CaCl_2$，同时进行搅拌，以防形成沉淀；葡萄糖在临用前加入。

附录 B
常用实验动物的生理常数

表 B1 常用实验动物的生理常数表

	家兔	犬	猫	大白鼠	小白鼠	豚鼠	蛙
呼吸/(次/分)	38~60	20~30	20~50	100~150	136~216	100~150	—
潮气量/mL	19~24.5	250~430	124	1.5	0.1~0.23	1~4	—
心率/(次/分)	123~304	100~130	110~140	261~600	328~780	260~400	36~70
心输出量/(L/(min·kg))	0.11	0.12	0.11	0.2~0.3	—	—	—
平均动脉压/kPa	13.3~17.3	16.1~18.6	16~20	13.3~16.1	12.6~16.6	10~16.1	—
体温(直肠)/℃	38.5~39.7	37.5~39.7	38~39.5	37.5~39.5	37~39	37.8~39.5	—
血量/(%体重)	7~10	5.6~8.3	6.2	7.4	8.3	6.4	5
红细胞/(×10^{12}/L)	4.5~7	4.5~8	6.5~9.5	7.2~9.6	7.7~12.5	4.5~7	4~6
血红蛋白/(g/L)	80~150	110~180	70~155	120~175	100~190	110~165	80
红细胞比容/(%)	33~50	38~53	28~52	39~53	41.5	37~47	—
血小板/(×10^{10}/L)	26~30	12.7~31.1	10~50	10~30	15.7~26	11.6	0.3~0.5
白细胞/(×10^9/L)	6~13	11.3~18.3	9~24	5~25	4~12	10	2.4
血清钠/(mmol/L)	155~165	129~149	—	126~155	—	—	—
血清钾/(mmol/L)	2.7~5.1	3.7~5.0	—	3.8~5.4	—	—	—
血清钙/(mmol/L)	5.6~8.0	3.8~6.4	—	3.1~5.2	—	—	—
血糖/(mg%)	112~156	82~100	100~254	86~124	121~133	95~151	—
胆固醇总量/(mg%)	15~67	122~227	93~150	53~82	52~83	18~67	—

附录 C
药量单位、药物浓度
表示方法及剂量计算

一、药物质量和容量的单位

药物的质量以克(g)为基本单位,容量以毫升(mL)为基本单位。医学机能实验常用药物质量和容量的公制单位(简称药量单位)如表 C1 所示。

表 C1 医学机能实验常用药物质量和容量的公制单位

国际单位代号	中文单位代号
a(atto)	(×10^{-18})阿
f(femto)	(×10^{-15})飞
p(pico)	(×10^{-12})皮
pg(picogram)	皮克
n(nano)	(×10^{-9})纳
ng(nanogram)	纳克
nL(nanolitre)	纳升
nm(nanometre)	纳米
μ(micro)	(×10^{-6})微
μg(microgram)	微克
μL(microlitre)	微升
μm(micron)	微米
m(milli)	(×10^{-3})毫
mg(milligram)	毫克
mL(millilitre)	毫升
mm(millimetre)	毫米
c(centi)	(×10^{-2})厘
d(deci)	(×10^{-1})分

续表

国际单位代号	中文单位代号
k(kilo)	(×10³)千
kg(kilogram)	千克(公斤)
km(kilometre)	千米(公里)

二、药物浓度表示方法

药物浓度是指一定量液体制剂或固体制剂中所含主药的分量。常用的浓度表示方法有如下几种。

(1)百分比浓度:按照每100份溶液或固体物质中所含药物的份数来表示的浓度,简写为%。

(2)质量/体积(W/V)浓度:每100 mL溶液所含药物的质量,如5%葡萄糖即表示每100 mL溶液中含葡萄糖5 g。此法最为常用,若不加特别说明,药物浓度表示方法即指此法。

(3)质量/质量(W/W)浓度:100 g制剂中含药物的质量,适用于固体药物,如10%氧化锌软膏即表示100 g制剂之中含氧化锌10 g。

(4)体积/体积(V/V)浓度:100 mL溶液中含药物的体积,适用于液体药物,如消毒用的75%乙醇,即表示100 mL溶液中含无水乙醇75 mL。

(5)比例浓度:常用于表示稀溶液的浓度。1:5000高锰酸钾溶液是指5000 mL溶液中含高锰酸钾1 g;1:1000肾上腺素即0.1%肾上腺素,是指1000 mL溶液中含肾上腺素1 g。

(6)摩尔浓度:1 L溶液中含溶质的物质的量。0.1 mol/L的氯化钠溶液表示1000 mL溶液中含氯化钠5.84 g(氯化钠的相对分子质量为58.44)。

三、药物剂量计算

(1)动物实验所用药物的剂量,一般按mg/kg(或g/kg)计算,应用时需从已知药液浓度换算出相当于每千克体重应注射的药液量(mL),以便于给药。

例1:小白鼠体重18 g,腹腔注射盐酸吗啡注射液10 mg/kg,药液质量/体积浓度为1 g/L(0.1%),应注射多少毫升的盐酸吗啡注射液?

计算方法:1 g/L的盐酸吗啡注射液每毫升含药物1 mg,与10 mg/kg药物剂量相对应的药物容量为10 mL/kg,小白鼠体重为18 g,换算成千克为0.018 kg,故10 mL/kg×0.018 kg=0.18 mL。

小白鼠给药剂量常以mL/10 g计算较为方便。例1中18 g的小白鼠注射药量为0.18 mL,相当于0.1 mL/10 g,再计算给其他体重的小白鼠给药剂量时就很方便,如20 g的小白鼠的给药剂量为0.2 mL,以此类推。

(2)在动物实验中,有时需要根据药物的剂量及某种动物给药途径的药液容量,然后配制成一定浓度的药液,以便于给药。

例2:给家兔静脉注射苯巴比妥钠注射液80 mg/kg,注射剂量为1 mL/kg,应配制的苯巴比妥钠注射液的质量/体积浓度是多少?

计算方法：80 mg/kg 相当于 1 mL/kg，因此 1 mL 注射液中应含 80 mg 药物，换算成质量浓度 1∶80＝100∶X，X＝8000 mg＝8 g，即 100 mL 注射液中含 8 g 药物，故应配成 80 g/L（8%）的苯巴比妥钠注射液。

四、各类实验动物间及人和实验动物间药物剂量的计算方法

（1）按体重折算给药剂量方法。已知 A 种动物每千克体重的给药剂量，欲估算 B 种动物每千克体重的给药剂量，可查表 C2，找出折算系数（W），再按下式计算。

$$B 种动物的给药剂量(mg/kg)＝W×A 种动物的给药剂量(mg/kg)$$

表 C2　每千克体重等效剂量折算系数表

B 种动物或成人	A 种动物或成人						
	小白鼠/(0.02 kg)	大白鼠/(0.2 kg)	豚鼠/(0.4 kg)	家兔/(1.5 kg)	猫/(2 kg)	狗/(12 kg)	成人/(60 kg)
小白鼠	1.0	1.4	1.6	2.7	3.2	4.8	9.01
大白鼠	0.7	1.0	1.14	1.88	2.3	3.6	6.25
豚鼠	0.61	0.87	1.0	1.65	2.05	3.0	5.55
家兔	0.37	0.52	0.6	1.0	1.23	1.76	3.30
猫	0.30	0.42	0.48	0.81	1.0	1.44	2.70
犬	0.21	0.28	0.34	0.56	0.68	1.0	1.88
成人	0.11	0.16	0.18	0.304	0.371	0.531	1.00

例 3：已知某种药物对小白鼠的最大耐受剂量为 20 mg/kg（20 g 小白鼠给药剂量为 0.4 mg），需折算为家兔的给药剂量。

计算方法：A 种动物为小白鼠，B 种动物为家兔，交叉点为折算系数 W＝0.37，故家兔给药剂量为 0.37×20 mg/kg＝7.4 mg/kg。

（2）根据人和动物按体表面积折算的等效药物剂量比值表给药。

例 4：已知某药 50 kg 成人的有效药物剂量为每次 10 g（口服），拟用 12 kg 犬研究其作用机制，试粗略估计犬灌胃给药时可以试用的给药剂量。

计算方法：见表 C3，12 kg 犬的体表面积为 50 kg 成人的 0.37 倍，该药 50 kg 成人需给药 10 g，于是犬灌胃给药时可以试用的给药剂量为 10 g×0.37/12 kg＝0.31 g/kg＝310 mg/kg。

表 C3　人和动物按体表面积折算的等效药物剂量比值表

	小白鼠/(0.02 kg)	大白鼠/(0.2 kg)	豚鼠/(0.4 kg)	家兔/(1.5 kg)	猫/(2 kg)	犬/(12 kg)	成人/(50 kg)
小白鼠	1.0	7.0	12.25	27.8	29.7	124.2	332.4
大白鼠	0.14	1.0	1.74	3.9	4.2	17.3	48.0
豚鼠	0.08	0.57	1.0	2.25	2.4	10.2	27.0
家兔	0.04	0.25	0.44	1.0	1.08	4.5	12.2
猫	0.03	0.23	0.41	0.92	1.0	4.1	11.1
犬	0.008	0.06	0.10	0.22	0.24	1.0	2.7
成人	0.003	0.021	0.036	0.08	0.09	0.37	1.0

参考文献

Cankao Wenxian

[1] 郑恒.医学机能实验学[M].北京:中国医药科技出版社,2003.

[2] 胡还忠.医学机能学实验教程[M].2版.北京:科学出版社,2005.

[3] 王庭槐.生理学实验教程[M].北京:北京大学医学出版社,2004.

[4] 高兴亚.机能实验学[M].3版.北京:科学出版社,2010.

[5] 陆源,况炜,张红.机能学实验[M].北京:科学出版社,2005

[6] 郑恒.医学机能实验技术教程[M].武汉:华中科技大学出版社,2010.